基础护理规范化操作

JICHU HULI GUIFANHUA CAOZUO

◎ 高 莉 编著

陕西新华出版

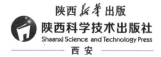

陕西科学技术出版社

Shaanxi Science and Technology Press

—— 西安 ——

图书在版编目（CIP）数据

基础护理规范化操作 / 高莉编著. — 西安：陕西
科学技术出版社，2024.4
ISBN 978-7-5369-8932-0

Ⅰ．①基… Ⅱ．①高… Ⅲ．①护理－技术操作规程
Ⅳ．①R472-65

中国国家版本馆CIP数据核字（2024）第078567号

基础护理规范化操作

高　莉　编著

责任编辑　高　曼
封面设计　宗　宁

出 版 者　陕西科学技术出版社
　　　　　西安市曲江新区登高路1388号陕西新华出版传媒产业大厦B座
　　　　　电话（029）81205187　传真（029）81205155　邮编710061
　　　　　http//www.snstp.com
发 行 者　陕西科学技术出版社
　　　　　电话（029）81205180　81206809
印　　刷　陕西隆昌印刷有限公司
规　　格　710mm×1000mm　16开
印　　张　15.25
字　　数　270千字
版　　次　2024年4月第1版
　　　　　2024年4月第1次印刷
书　　号　ISBN 978-7-5369-8932-0
定　　价　88.00元

高 莉

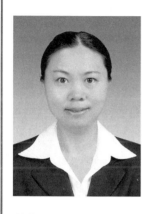

女，副教授，毕业于贵阳中医学院护理学专业。现就职于黔西南民族职业技术学院，擅长基础护理学教学。在2013－2023年贵州省职业院校技能大赛暨全国职业院校技能大赛选拔赛高职组护理技能比赛中多次荣获"优秀指导教师"奖，在2018年贵州省职业院校师生技能大赛暨全国职业院校技能大赛选拔赛教师组护理技能比赛获团体项目二等奖。2018年获黔西南民族职业技术学院"优秀教师"、黔西南州护士岗位技能竞赛"先进工作者"；2020年获黔西南州教育立州、黔西南民族职业技术学院"优秀教师"；2021年获贵州省"最美劳动者"。发表论文《循环互动式讨论批判法结合CBL在标准化病人案例中的构建》《行动导向教学在基础护理学实验教学中的应用研究》《学生标准化病人情景模拟教学的应用研究》等4篇，出版著作《基础护理学》《基础护理学实训指导》《社区护理学》等4部，承担科研课题《贵州省兴黔富民计划省级特色护理骨干专业》。

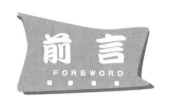

前言
FOREWORD

　　基础护理涵盖了生活护理、病情观察、基本护理技术操作、临终关怀等内容，是护士最基本、最基础的实践操作，也是患者最基本的生理、心理需要。护理操作技能是护理工作的核心内容，是临床护士必须要熟练掌握的；它不仅体现了护士按照特定的程序和步骤，运用专业的理论知识与技术为患者提供医疗护理服务、改善患者健康状况的技术能力，其规范化程度还会直接影响患者病情的转归、整体护理的质量及医院感染率的控制。在患者的心目中，护士的形象很大程度上取决于护士完成基础护理的质量。口腔、头发、手足、面部、会阴等部位的清洁，以及床单元的整洁和合适的卧位，不仅可以预防感染、防止并发症，而且可以使患者身体舒适，增强患者的自尊心和自信心。但是，临床实际工作中，护士对规范化操作的重要性认识不够，对医院感染质控观念不强；同时，由于我国护患比偏低，护士配备不足、工作繁忙，导致他们为按时完成工作任务，加快操作速度，影响了护理操作的规范度。

　　理论知识及操作水平的提高，可以为给患者提供优质护理服务打下良好的基础。理论知识的匮乏，不仅会造成一些护理措施难以落实，甚至会影响护士对病情的观察和判断。因此，熟练掌握基础护理理论及各项基础护理技术操作，是最基础、最贴近患者的护理方法，是护士观察病情的主要途径及与患者沟通的主要桥梁，是护理服务精神的最直接体现。《基础护理规范化操作》一书正是在此背景下编写而成的。

本书的编写以当前护理工作的实际需要为基点,以培养实用型高素质护理人才为目标,以临床护理制度、护理流程为依据,主要讲解了医院感染的预防与控制、清洁护理、休息与睡眠的护理、生命体征的评估与护理、饮食与营养、排泄护理、给药护理、静脉输液与静脉输血、标本采集、疼痛护理等内容。本书突出了护理过程中需要注意的关键问题,体现了个体化、整体化的护理观念,使读者既能掌握基础护理的技术与要领,又能将所学的理论知识及时应用于临床工作,适合各级医疗机构的护理人员及医学院校护理专业学生阅读。

医学科学技术日新月异,此书出版后其中有些护理技术或措施难免又有新的发展,若存在欠妥之处,恳切希望各位读者及时批评和指正,以便再版时修订完善。

高　莉

黔西南民族职业技术学院

2023 年 8 月

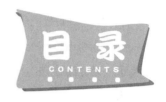

第一章

医院环境与出、入院患者的护理

第一节　医　院　环　境

　　人类的一切活动都离不开环境。环境作为现代护理学四个基本概念之一，对支持人类生命、生存及活动具有重要意义。目前人类与环境之间的依存关系越来越受到世界各国的重视。护理工作者必须充分理解环境与健康的关系，努力为患者创造安全、舒适、安静、整洁的治疗环境，以满足患者生理、心理的需求。

　　在以人的健康为中心的护理模式中，护理内容涉及人的生理、心理、社会、精神、文化等多个层面的护理，以及人的生命周期各个阶段的护理。以健康照顾为目标的医疗环境，应该对人产生积极的影响，对健康的恢复起到促进作用，并能满足人的基本需求。医院作为以诊治疾病、照顾患者为主要目的的医疗机构，提供一个安全、舒适的治疗性环境是医院的重要职责之一。

一、医院环境的分类及其特点

(一)医院环境的分类

　　医院环境是医务人员为患者提供医疗服务的场所，可分为物理环境和社会环境两大类。社会环境又分为医疗服务环境及医院管理环境。

　　1.物理环境

　　物理环境指医院的建筑设计、基本设施等为主的物理环境，属于硬环境。它是表层的、具体的、有形的，包括视听环境、嗅觉环境、仪器设备、工作场所等，是医院存在和发展的基础。

　　2.社会环境

　　(1)医疗服务环境：指的是以医护技术、人际关系、精神面貌及服务态度等为主的人文社会环境,属于软环境。它是深层次的、抽象的、无形的,包括学术氛围、服务理念、人际关系、文化价值等。医疗服务环境的好坏可促进或制约医院的发展。

(2)医院管理环境:包括医院的规章制度、监督机制及各部门协作的人际关系等,也属于软环境。医院管理环境应以人为本,体现医院文化,提高工作效率,满足患者的需求。

良好的医院环境需要软、硬环境相互促进、共同发展,也是医院树立良好的社会形象及影响广大患者对医院整体印象的综合评价和心理认同的重要因素。

(二)医院环境的特点

医院是对特定的人群进行防病治病的场所,是专业人员在以治疗为目的的前提下创造的一个适合患者恢复身心健康的环境。每个人在生命过程中都有可能接触医院环境,医院是否强调为患者提供良好的治疗性环境,不仅可影响患者在就医期间的心理感受,还可以影响个体疾病恢复的程度和进程。因此,作为医护人员,为患者提供一个安全、舒适、优美的适合健康恢复的治疗性环境是十分必要的。良好的医院环境应具备以下特点。

1.服务的专业性

在医院环境中服务的对象是患者,而患者是具有生物和社会双重属性的复杂的生命有机体。因此,医院中医护人员在专业分工越来越精细的同时又要团结协作,提供高质量的医学综合服务。由于护理人员在提高医疗服务质量中起着相对独立的作用,因此,现代医院环境对其专业素质要求也不断提高,不仅要求具有全面的专业理论知识、熟练的操作能力和丰富的临床经验,能够科学地照顾患者的生活,提供专业的生活护理、精神护理、营养指导等服务,而且在新技术、新专业不断发展的同时,能进一步满足患者多方位的健康需求。

2.安全舒适性

医院是患者治疗病痛、恢复健康的场所,首先应满足患者的安全需要。

(1)治疗性安全:安全舒适感首先来源于医院的物理环境,包括空间、温度、湿度、空气、噪声的适量控制、清洁卫生的维持等,医院的建筑设计、设备配置、布局应符合有关标准,安全设施齐备完好,治疗护理过程中避免患者发生意外损伤。

(2)生物环境安全:在治疗性医疗环境中,致病菌及感染源的密度相对较高,应建立院内感染监控系统,健全有关制度并严格执行,避免发生院内感染和疾病的传播,保证生物环境的安全性。

（3）医患、护患关系和谐：医护人员应该注意为患者营造一个良好的人际关系氛围，要耐心热情地对待患者，建立和睦的人际关系。同时还要重视患者的心理支持，满足其被尊重的需要及爱与归属感的需要，以增加其心理安全感。

3.管理统一性

医院医疗服务面广，部门复杂，在"一切以患者为中心"的思想指导下，医院根据具体情况制定院规，统一管理，分工协作，保护患者及医院工作人员的安全，提高工作效率和质量。例如在病区护理单元中，应具体做到。

（1）病室整齐，规格统一，被服摆放以根据需求及使用方便为原则。

（2）患者的皮肤、头发、口腔等要保持清洁。

（3）工作人员应仪表端庄、服装整洁大方，遵守有关的工作制度，尽量减少噪声的产生，为患者提供一个安静的修养空间。

（4）治疗后用物及时撤去，排泄物、污染物及时清除等。

二、医院环境的调控

（一）医院的物理环境的调控

1.空间

每个人都需要有一个活动的空间，儿童需要游戏活动的空间，成年人需要从事个人活动，所以亦需要一个能独处的空间。因此，为患者安排空间时，必须考虑以上因素。在医院条件允许的情况下，尽可能满足患者的需要，让他们对其周围环境拥有某些控制力。方便治疗和护理操作的同时满足患者有适当的活动空间的需求，病床之间的距离不得少于 1 m。

2.温度

适宜的温度，有利于患者的休息、治疗及护理工作的进行。环境温度使人感觉舒适的标准因人而异。年纪较大、活动量较少的人可能比年纪较轻、活动量较大的人所喜欢的室温略高。一般病室的温度以 18～22℃ 为宜；特殊科室如婴儿室、老年病室、产房、手术室以 22～24 ℃ 为宜。室温过高，会影响机体散热而使患者感到烦躁；室温过低，患者容易着凉，造成肌肉紧张。病室应备有温度计，便于观察和调节温度；调节病室温度，根据气温变化，适当增减患者的衣服和盖被；在执行治疗、护理操作时避免过度暴露，以防患者着凉。

3.湿度

湿度为空气中含水分的程度。病室湿度一般指相对湿度，即在单位体积的空气中，一定温度的条件下，所含蒸汽的量与其达到饱和时含量的比例。一般病室的相对湿度在 50%～60% 为宜。室内湿度过高,空气潮湿,有利于细菌繁殖,同时机体水分蒸发慢,患者感到闷热、不适,对患有心、肾疾病的患者尤为不利;室内湿度过低,空气干燥,机体水分蒸发快,从而散失大量热能,导致呼吸道黏膜干燥、咽痛、口渴,对气管切开和呼吸道感染的患者十分不利。病室应备有湿度计,便于观察和调节湿度;当室内湿度过高时,可采用开窗通风、空调除湿等;当湿度过低时,可在地面洒水、暖气上置湿毛巾、使用加湿器等方法增加湿度。

4.通风

空气流通可以调节室内温度和湿度,增加氧含量,降低二氧化碳及空气中微生物的密度,并能使患者精神振奋、心情愉快。为保持空气新鲜,病室内应定时开窗通风换气,通风效果视通风时间、温差大小、气流速度、通风面积而定。一般情况下,通风 30 分钟左右,即可达到换置室内空气的目的。通风时,应注意保护患者,避免让患者吹对流风,以免受凉。

5.噪声

凡是不悦耳、不想听的声音,或足以引起人们心理上或生理上不愉快的声音,均称为噪声。噪声不仅使人不愉快,还会影响健康。当人患病时适应噪声的能力会减弱,少许噪声即可使患者情绪产生波动,使之产生疲倦和不安,影响休息与睡眠,久之会使病情加重。噪声的单位是分贝(dB),WHO 规定的噪声标准,白天病区较理想的强度在 35～40 dB。噪声强度在 50～60 dB,即能对人产生干扰。病区应该保持安静、避免噪声。为控制噪声,工作人员要做到"四轻":说话轻、走路轻、操作轻、关门轻;护士应穿软底鞋;病室的桌、椅脚应配有橡皮垫;推车的轮轴应定期注润滑油;护士应向患者及家属宣传保持病室安静的重要性,以取得他们的配合共同创造一个安静的病室环境。

在减少噪声的同时,也应避免绝对的寂静,因为绝对的寂静可能会令患者产生意识模糊或完全"寂寞"的感觉,悦耳动听的音乐对人脑是良好的刺激。有条件的病室,床头可增设耳机装置,医院广播室可定时向病区播放节目,或可利用电视、录像等活跃患者的医院生活。

6.采光

病室的光线亮度可影响患者的舒适感,护士应了解不同患者对光线的需求并设法满足。病室的采光有自然光源和人工光源。适当的光线,可使患者舒适、愉快;充足的光线,有利于观察病情、进行诊疗和护理工作。适当的日光照射对人的康复有利,但阳光不宜直射眼睛,以免引起目眩。人工光源主要用于满足夜间照明及平时特殊检查和治疗的需要。人工光源的设置可依其作用进行调节,如楼梯间、治疗室、抢救室、监护室内的灯光要明亮;普通病室除一般吊灯外,还应配有地灯装置,来自地板的柔和灯光既可保证夜间巡视工作,又不至于影响患者睡眠;床头灯最好是光线可调节型,其开关应放置在患者易触及的地方。此外,还应备有一定数量的鹅颈灯,以适用于不同角度的照明,为特殊检查诊疗提供方便。

7.装饰

色彩会对人的情绪、行为产生一定的影响,比如绿色使人感到安静、舒适;浅蓝色使人心胸开阔;奶油色给人以柔和、悦目和宁静感。一般病室不宜全部采用白色,因其反光强,易产生视疲劳。近代医院开始按照病室不同需求来设计和配备不同颜色,而且应用各式图画、各种颜色的窗帘、被单等来布置患者床单位,例如:产科、儿科病房床单和护士服用粉色增加温馨甜蜜的感觉;手术室可选用绿色或蓝色,给人一种安静、舒适、信任的感觉。总之,医院环境的颜色如果调配得当,不仅可促进患者身心舒适,还可产生积极的医疗效果。

同样,病室内和走廊上适当摆放一些花卉盆景,墙上悬挂优美的壁画,可美化病室环境,提高患者与疾病作斗争的勇气;病室周围可建有树木、草坪、花坛等,供患者散步、休息和观赏。

(二)医院的社会环境的调控

医院是一个特殊的社会环境,对于初次住院的患者来说,医院里的特殊人际关系和独特的规章制度会使他们感到不适应而产生不良心理反应。为使患者能有良好的就医心态,更好地配合治疗和护理,护士应帮助患者尽快转变角色,以适应医院这一特殊社会环境。

1.建立良好的护患关系

良好的护患关系有助于促进患者身心的康复,因此护理人员在进行具体的医疗护理活动时,一切要从患者利益出发,满足患者的身心需求。首先要使患者感受到是被尊重的,护士要维护他们的自尊,还要根据患者的年龄、性别、民族、文化程度、职业、病情轻重等差异,给予不同的身心护理。护理人员对患者主要的影响包括以下几个方面。

(1)语言:在护患交往中,语言是最敏感的刺激物。它能影响人的心理及整个机体状况,乃至人的健康。因此,在护理活动中,护士应正确使用语言建立良好的护患关系,让患者感到护士的诚恳、友善与好意,赢得患者的信任。

(2)行为举止:在医疗护理活动中,医护人员的操作技术及其行为,受到患者的关注,是患者对自身疾病和预后认识的主要信息来源。因此医务人员的仪表和神态应该庄重、沉着、热情、亲切,操作时要稳、准、轻、快,从行为举止上消除患者的疑虑,给患者带来心理上的安慰。

(3)情绪:在护理活动中,护理人员的情绪对患者具有很大的感染力,护士的积极情绪可使患者乐观开朗,消极情绪会使患者变得悲观焦虑。因此,护理人员要学会控制自己的情绪,时刻以积极的情绪去感染患者,为患者提供一个舒适、安全、优美、令人愉悦的心理环境。

(4)工作态度:严肃认真、一丝不苟的工作态度可使患者获得安全感、信赖感。护士可以通过自己的工作态度取得患者的信任。

护士端庄的仪表、和蔼的态度、得体的言谈、良好的医德医风、丰富的专业知识、娴熟的技术都会带给患者心理上的安慰,从而让患者产生安全感、信赖感,从而有利于建立良好的护患关系,有助于增加患者战胜疾病的信心。

2.帮助建立良好的群体关系

病室中的每个人都是社会环境中的一员,在共同的治疗康复生活中相互影响。病友们在交谈中常涉及一些疾病疗养知识、日常生活习惯等,起到了义务宣传员的作用,病友间良好关系使患者身心愉快,对医疗护理满意度增高,护士是患者群体中的主要调节者。护士要恰当地引导患者间互相关心、帮助、鼓励,共同遵守医院制度,并积极配合医务人员进行治疗与护理。护士还可利用这种气氛更好地开展护理工作。

3.争取家属的积极配合

家属是患者重要的社会支持系统,是促进患者心理稳定的重要因素,家属的关心和支持可增强患者战胜疾病的信心和勇气,解除患者后顾之忧。因此,护士应与家属加强沟通,取得家属的信任与理解,共同做好患者的身心护理。

第二节 医疗卫生体系

我国医疗卫生体系是整个国民经济体系中的一个重要分支,对执行新时期卫生工作方针,实现卫生工作的总目标,提高广大人民群众的健康水平,起着重要的组织保障作用。

一、组织结构

根据我国卫生组织系统的性质和任务,我国医疗卫生体系主要分3类,卫生行政组织、卫生事业组织和群众卫生组织。

（一）卫生行政组织

我国卫生行政组织包括中华人民共和国卫健委、国家中医药管理局、国家计划生育指导委员会和国家药品监督管理局等，以及各地的卫生厅（局、科）和药品监督管理部门等。

（二）卫生事业组织

卫生事业组织是具体开展业务工作的专业机构。目前，按照工作性质大体可分为以下几种。

1. 医疗机构

医疗机构包括各级综合医院、专科医院、康复医院、疗养院、卫生院、门诊部等。

2. 卫生防疫机构

卫生防疫机构包括各级卫生防疫站和专科防治机构。专科防治机构如寄生虫防治院（所）、职业病防治院（所）、放射卫生防护所、结核病防治院（所）。自2001年起，我国又增加了各级疾病预防控制中心。

3. 妇幼保健机构

妇幼保健机构包括各级妇幼保健院、所、站及儿童保健所。

4. 药品检验机构

全国药品检验机构分国家药品监督管理局以及下属的省（自治区、直辖市）、地（市、州）、县（市）各级药品检验机构。

5. 医学教育机构

医学教育机构由高等医学院校、中等医药学校等机构组成。

6. 医学研究机构

我国医学研究机构管理按照隶属关系分为独立和附属性研究机构2类，按照专业设置分为综合的和专业的2类，按规模分为研究院、研究所、研究室3类。

（三）群众卫生组织

群众卫生组织是由专业或非专业人员在政府行政机构部门的领导下，按不同任务设置的机构，可分为以下3类。

1. 群众性卫生机构

由国家机关和人民团体的代表组成的群众性卫生组织，如爱国卫生运动委员会、血吸虫病或地方病防治委员会等。

2.社会团体组织

由卫生专业人员组成的学术性社会团体,如中华医学会、中华预防医学会、中国药学会及中华护理学会等,各学会下设不同的专科学会。学术性社会团体组织的业务主管部门是中国科学技术协会,行政主管部门是卫健委。

3.群众团体

由广大群众卫生工作者和群众卫生积极分子组成的团体,如中国医师学会、农村卫生学会等。

除上述卫生机构外,根据一些机构的主要职责,还设立了健康教育机构、生物制品研制机构、血站和民营及合资医疗机构等。

二、功能

我国的卫生机构是以行政体制建立为基础,在不同行政地区设置不同层次、不同规模的卫生组织。每个层次的卫生组织按医疗、预防、保健、教育和科研等主要职能配置。

(一)卫生行政组织

卫生行政组织是贯彻实施国家对卫生工作的方针、政策,领导全国和地方的卫生工作,提出卫生事业发展的战略目标、规划,制定具体政策法规和监督检查的机构。

卫健委是主管全国卫生工作的国务院组成部门,国家中医药管理局为卫健委管理的主管国家中医药事业的行政机构,国家市场监督管理总局主管全国食品、药品监督管理工作。

(二)卫生事业组织

1.医疗机构

医疗机构是以承担治疗疾病为主要任务,结合预防、康复和健康咨询等工作,为保障人民健康进行医学服务的医疗劳动组织。目前是我国分布最广、任务最重、卫生人员最集中的机构。

2.卫生防疫机构

卫生防疫机构是以承担预防疾病为主要任务,运用预防医学理论、技术进行卫生防疫工作检测、监督、科研、培训等相结合的专业机构,是当地卫生防疫业务技术的指导中心。各级卫生防疫机构的主要任务包括:流行病学、劳动卫生、环境卫生、食品卫生、学校卫生、放射卫生等卫生防疫检测,对所辖地区的厂矿企业、饮食服务行业、医疗机构、学校、托幼机构、公共场所等进行经常性卫生监督和对新建、改建、扩建的厂矿企业、城乡规划项目等进行预防性卫生监督。

3.妇幼保健机构

以承担妇女、儿童预防保健任务为主,负责制定妇女、儿童卫生保健规划,妇女儿童卫生监测、妇幼保健、计划生育技术指导、婚前体检、优生、遗传咨询工作,以及临床医疗、科研、教学和宣传工作。

4.药品检验机构

以承担发展我国现代化医药学和传统医药学为主要任务。各级药品检验机构的共同职责和任务包括:依法实施药品审批,药品质量监督、检验和技术仲裁工作,有关药品质量、药品标准、中草药制剂、药品新技术等科研工作,各药品检验机构以及药品生产、经营、使用单位质检机构的业务技术工作指导和人员培训等。

5.医学教育机构

以承担发展医学教育、培养医药卫生人才为主要任务。每年输送各类卫生人员,并对在职人员进行专业培训。

6.医学研究机构

以承担医药卫生科学研究为主要任务,贯彻党和国家有关发展科学技术的方针政策和卫生工作方针,出成果,出人才,为实现医学科学现代化作出贡献。

(三)群众卫生组织

1.群众性卫生机构

全国和各级爱国卫生运动委员会是国务院和各级人民政府的非常设机构,以协调各方面的力量,推动群众性除害、卫生防病为主要任务。爱国卫生工作的基本方针:政府组织、地方负责、部门协调、群众动手、科学治理、社会监督。

2.社会团体组织

主要任务是开展学术交流,编辑出版学术刊物,普及医学卫生知识等。

3.群众卫生组织

主要任务是协调各级政府的有关部门,开展群众卫生和社区福利工作。

三、医院与社区服务体系

一般情况下,医院设于一特定的区域内,并为该区域的居民服务。医院是卫生组织中的一种,与其他专业机构如卫生防疫机构、妇幼保健机构等共同存在,都隶属于同级卫生行政部门并按照卫生行政部门指定的卫生工作方针、政策、法规、计划和标准等提供卫生服务。

医院和社区卫生保健中心是为当地居民提供服务的主要医疗卫生保健机构。医院和社区服务机构共同担负着促进健康、防治疾病和康复医疗的重要职责。

(一)医院

医院是对个人或特定人群进行防病治病的场所,具备一定数量的床位设施、医疗设备和医务人员等,医务人员运用医学理论和技术,对住院或门诊患者实施诊治和护理的医疗事业机构。

1.医院的种类

按照不同的条件可以将医院分为以下类型。

(1)按收治范围分类:分为综合医院和专科医院。综合医院是设有一定数量的病床,由内科、外科、妇产科、儿科、耳鼻喉科等及药剂科、检验科、放射科等医技科室和相应人员、设备组成的医疗服务机构。专科医院是防治某些特定疾病的医疗机构,如口腔医院、眼科医院、康复医院、传染病医院、精神病医院、妇产科医院等。

(2)按所有制分类:如全民所有制医院、集体所有制医院、中外合资医院、个体所有制医院等。

(3)按特定任务分类:如医学院校附属医院、部队医院、企业医院等。

(4)按经营目的分类:分为非营利性医疗机构和营利性医疗机构。我国绝大部分现有医疗机构为公有制的,其主体属于非营利性医疗机构。随着公立医疗机构产权制度的不断改革,股份制、中外合资合作、"一院两制"等不同产权形式的医疗机构逐步产生,营利性医疗机构逐渐增多。

(5)按医疗技术水平分类:20世纪80年代末,我国建立医院评审制度,实行标准化分级管理,医院分级管理是按照医院的功能、任务、技术建设、设施条件、医疗服务质量和科学管理的综合水平,将医院分为三级(一、二、三级)十等(每级医院分甲、乙、丙等和三级医院增设特等)。

一级医院是直接向具有一定人口(≤10万)的社区提供医疗、预防、保健和康复服务的基层医疗卫生机构,如乡镇卫生院、市街道医院、地市级的区医院及某些企事业单位的职工医院。一级医院是提供社区初级卫生保健的主要机构,其主要功能是直接对人群提供一级预防,并进行多发病、常见病的管理,对疑难重症患者做好转诊,床位数一般不少于20张。

二级医院是向多个社区(半径人口10万以上)提供全面连续的医疗护理、预防保健和康复服务的医疗机构,接收一级医院的转诊,对一级医院进行业务指导,并承担一定教学和科研任务的区级医院,床位数不应少于100张。

三级医院是国家高层次的医疗卫生服务机构,是省(自治区、直辖市)或全国的医疗、预防、医学教学和科研相结合的技术中心,主要提供全面连续的医疗护理、预防保健、康复服务和高水平的专科服务。接受二级医院的转诊,指导一、二级医院业务工作并相互合作,包括全国省、市级大医院和医学院校的附属医院。床位数不应少于 500 张。

2.医院的任务

医院的任务是以医疗工作为中心,在提高医疗质量的基础上,保证教学和科研任务顺利完成,不断提高教学质量和科研水平。同时做好扩大预防,指导基层和计划生育的技术工作。

(1)医疗:医疗工作是医院的主要任务,医院的医疗工作以诊疗和护理两大业务为主体,它们与医院医技部门密切配合,形成一个医疗整体为患者服务。医院医疗分为门诊医疗、住院医疗、康复医疗和急救医疗。门诊、急诊医疗是第一线,住院患者诊疗是重点。

(2)教学:学校教育只是医学教育的一部分,医学生在经过学校教育后,需要经过临床实践教育和实习两个不同阶段。即使是在职医务人员也必须进行终身在职教育,更新知识和提高技术能力。这一重要任务要由医院承担起来。

(3)科学研究:医学的进步、医疗难题的解决离不开医学科学研究。医院是医疗实践的场所,许多临床上的问题就是科学研究的课题,通过科学研究可解决临床医疗中的难点并推动医疗教学的发展。

(4)预防和社会卫生服务:随着医院职能的不断扩大,医院不仅是要对患者进行诊疗,还必须进行社会预防保健工作,开展社会医疗服务,成为人民群众健康服务活动的中心。

(二)社区卫生服务

1.社区卫生服务概念

我国卫生部等国务院十部委在 1999 年 7 月发展的《关于发展城市社区卫生服务的若干意见》中指出:社区卫生服务是社区建设的重要组成部分,是在政府领导、社区参与、上级卫生机构指导下,基层卫生机构为主体,全科医师为骨干,合理使用社区资源和适宜技术,以人的健康为中心、家庭为单位、社区为范围、需求为导向,以妇女、儿童、老年人、慢性患者、残疾人为重点,以解决社区主要卫生问题、满足基本卫生服务需求为目标,融预防、医疗、保健、康复、健康教育、计划生育技术等为一体的,有效、经济、方便、综合、连续的基层卫生服务。

社区卫生服务的特点是以初级卫生保健为主体,以健康为中心,重在预防疾病,促进和维护健康;社区卫生服务奉行社会公益原则,让人人有机会得到健康照顾,社区成员既是受照顾者,同时亦是参与照顾他人者,从而使全民达到健康。

2.社区卫生服务原则

(1)社区卫生服务要坚持政府领导,部门协同,社会参与,多方筹资。

(2)社区卫生服务要坚持以人为本的原则,依据社区人群的需求,有针对性地提供医疗预防保健服务。

(3)社区卫生服务要把社会效益放在第一位。要充分考虑到社区人群的需求和利益,正确处理社会效益和经济效益的关系。

(4)社区卫生服务要坚持以预防为主,综合服务,健康促进。

(5)社区服务要因地制宜,量力而行。社区服务的组织机构、服务内容、保障水平、服务价格等要与社会经济发展水平和群众的承受能力相适应,不能超越现实,盲目发展,盲目扩展服务范围。

(6)社区卫生服务要坚持以区域卫生规划为指导,引进竞争机制,充分利用现有的卫生资源,努力提高卫生服务的可及性,做到低成本、广覆盖、高效益,方便群众。

3.社区卫生服务的内容

(1)社区医疗:是由社区全科医师向居民及其家庭提供的以门诊和出诊服务为主要形式的基层医疗服务,主要为社区居民提供常见病、多发病和慢性病的诊治、常规化验、设立家庭病床、转诊和会诊等工作,是社区卫生服务的主要内容。

(2)社区预防:主要包括传染病、多发病的预防,卫生监督和管理。通过在社区实施计划免疫,开展除害灭虫,维护社区环境。

(3)社区保健:根据生物-心理-社会医学模式,以人的健康为中心,以妇女、儿童和老年人为重点,改善社区的自然环境和社会环境,积极促进社区居民的身心健康。主要任务有:健康体检,疾病普查普治,心理健康咨询,慢性病防治等。

(4)社区康复:充分利用社区资源,使慢性病患者或残疾者在社区或家庭通过康复训练,疾病得到好转或痊愈,生理功能得到恢复,心理障碍得到解除;使残疾者能更多地获得生活和劳动能力,重返社会,更好地享受社会权利。

(5)健康教育和健康促进:通过开设健康教育课或举办专题讲座,设立健康教育宣传栏向居民开展健康教育活动,同时做好健康促进工作,提高群众参与社区工作的积极性,依靠自己的力量来实现健康目标。

(6)社区计划生育:通过宣传优生优育知识,推广避孕节育措施,使群众自觉遵守各项计划生育政策。

第三节 入院患者的护理

入院护理是指患者经门诊或急诊医师诊查后，因病情需要住院做进一步观察、检查和治疗时，经诊查医师建议并签发住院证后，由护理人员对患者所进行的一系列的护理活动。

入院护理的目的是协助患者熟悉医院环境，使患者尽快适应医院生活。消除紧张、焦虑等不良情绪；满足患者的各种合理需求，以调动患者配合医疗和护理的积极性；做好健康教育，满足患者对疾病相关知识的需求。

一、入院程序

入院程序是指门诊或急诊患者根据医师签发的住院证，自办理入院手续至进入病区的过程。

(一)办理入院手续

患者或家属持住院证到住院处填写登记表格，并缴纳住院保证金办理入院手续。住院处在办理完患者入院手续后，立即通知相关病区值班护理人员根据患者病情做好接收新患者的准备工作。对于急需手术的患者，可先行手术，后补办入院手续。

(二)进行卫生处置

根据患者病情及身体状况，在卫生处置室对其进行相应的卫生处置，如理发、沐浴、修剪指甲等。急、危、重症患者酌情免浴。对有虱、虮者应先行灭虱灭虮，再行以上卫生处置。患者换下的衣物可交由患者家属带回或办理相关手续暂存于住院处。

(三)护送患者入病区

住院处护理人员应携病历护送患者入病区。根据患者的病情可选用步行、轮椅、平车或担架护送。护送患者进入病区后，应与该病区值班护士做好交接工作，包括患者病情、已经采取或需要的治疗、护理措施、个人卫生处置情况等。

二、患者入病区后的初步护理

病区值班护理人员接到住院通知后，立即根据患者的病情准备床单位。将备用床改为暂空床,备齐患者所需用物。危重患者应安置在危重病房,并在床单位上铺橡胶单和中单;急诊手术的需改为麻醉床。危重患者和急诊手术患者都需要同时准备急救用物。

(一)一般患者入院护理

1.迎接新患者

护士应以热情的态度、亲切的语言接待患者,将患者妥善安置在指定床位。向患者自我介绍,并介绍邻床病友,消除患者不安情绪,增强患者的安全感和对护理人员的信任感。

2.通知医师接诊

通知主管医师诊察患者,必要时协助体检、治疗或抢救,按医嘱处理有关事项。

3.测量

测量患者的体温、脉搏、呼吸、血压和体重,必要时测量身高。

4.通知

通知营养室准备患者膳食。

5.建立住院病案

(1)住院病案按下列顺序排列:体温单、医嘱单、入院记录、病史及体格检查、病程记录(手术、分娩记录单等)、各种检验检查报告单、护理病案、住院病案首页、门诊病案。

(2)用蓝笔逐页填写住院病案眉栏及有关护理表格。

(3)用红笔在体温单40～42 ℃之间的相应时间栏内竖向注明入院时间。

(4)将患者首次测量的生命体征和体重值填写于体温单上。

(5)填写入院登记本、诊断卡(插于住院患者一览表上)、床头(尾)卡(置于病床床头或尾牌夹内)。

6.介绍与指导

向患者或家属介绍患者床单位的设备及使用方法,病房及医院的规章制度,如探视及作息时间。

7.进行入院护理评估

了解患者入院原因、目前的疾病情况、治疗经过、主要症状等;了解其基本情况和身心需要,确定护理问题,拟订护理计划;填写患者入院护理评估单;作为日后执行护理活动的依据。

（二）急诊患者入院护理

病区接收的急诊患者多从急诊室直接送入或由急诊室经手术室手术后转入，护士接到住院处通知后立即做好以下准备。

1.通知医师

接到住院处通知后，护理人员应该立即通知有关医师做好抢救准备。

2.备好抢救物品

备齐急救药品、设备器材及用物。

3.安置患者

将患者安置在已经备好的床单位的危重病房或抢救室。

4.配合抢救

患者进入病室应立即测量体温、脉搏、呼吸、血压，在医师未到之前，应根据病情及时给氧、吸痰、止血、配血及建立静脉通道等，以赢得宝贵的抢救时间。医师到达之后，积极配合医师共同进行抢救，并做好护理记录。

5.暂留陪送人员

对于不能正确叙述自己病情的患者，如昏迷患者或婴幼儿等，需暂留陪送人员，以便询问病史。

三、患者床单位及设施的准备

病床单位及设备是医院提供给患者的，是住院患者用以休息、睡眠、饮食、排泄、活动和治疗的基本生活单位。患者的床单位以舒适、安全为主。患者床单位的固有设备有：床、床垫、床褥、枕芯、棉胎或毛毯、大单、被套、枕套、橡胶单和中单（需要时准备），床旁桌、椅及床上桌，床头上的照明灯、呼叫器、中心供氧及负压吸引管道等设施。

（一）床

床是病室里的主要设备，是患者睡眠和休息的用具，应符合实用、耐用、舒适、安全的要求。一般规格为长 2 m，宽 0.9 m，高 0.5 m。目前病床的种类很多，有钢丝床、木板床、手摇式摇床和电动控制的多功能床，能很好地满足患者的生活、治疗和护理需要。

（二）床垫

长宽与床的规格相同，厚 10 cm。由于患者躺卧床上的时间比较长，床垫应以坚固耐用为宜。

（三）床褥

长宽与床垫的相同,材料主要是棉花,透气性好,吸水性好。

（四）枕芯

长 0.6 m,宽 0.4 m。

（五）棉胎

长 2.3 m,宽 1.6 m。

（六）大单

长 2.5 m,宽 1.8 m,用棉布制作。

（七）被套

长 2.5 m,宽 1.7 m,用棉布制作。

（八）枕套

长 0.65 m,宽 0.45 m,用棉布制作。

（九）中单

长 1.7 m,宽 0.85 m,用棉布制作。

（十）橡胶单

长 0.85 m,宽 0.65 m,两端各加 0.4 m 的棉布。

（十一）其他

此外还有床旁桌、椅和跨床小桌。

患者的床单位应保持整洁舒适,床上用品需要定期整理和更换。铺好的床单位应平整、紧扎、实用、安全。常用的铺床法有备用床、暂空床和麻醉床 3 种。

四、分级护理

分级护理是指根据患者病情的轻、重、缓、急,以及自理能力的评估结果给予不同级别的护理。通常将护理级别分为 4 个等级,即特级护理、一级护理、二级护理及三级护理。各级护理级别的适用对象及相应的护理内容在临床护理工作中、在护理站患者一览表上的诊断卡和患者床头(尾)卡上,采用不同颜色的标志来表示患者的护理级别。特级和一级护理采用红色标志,二级护理采用黄色标志,三级护理采用绿色标志。

第四节　出院患者的护理

患者经过住院期间的治疗和护理,病情稳定、好转、痊愈需要出院或需要转院(科),或患者不愿意接受医师的建议而自动离院时,护理人员都要对其进行一系列的护理活动。其目的是指导患者办理出院手续;整理床单位;对患者进行出院指导,帮助患者尽快适应原生活和工作,并能遵从医嘱按时接受治疗或定期复诊。

一、患者出院前的护理

医师根据患者康复情况,决定出院时间并写出院医嘱后,护士应做好以下工作。

(1)护士根据出院医嘱,将出院日期通知患者及家属,使其做好出院准备,如准备好交通工具。

(2)注意患者的情绪变化,特别是病情无明显好转的患者,应及时给予相应的安慰和鼓励,以增强其信心,减轻其离开医院而产生的不安情绪。自动出院的患者应在出院医嘱上注明"自动出院",并要求患者本人或家属签字。

(3)针对患者现状,进行健康教育,详细告之出院后在饮食、服药、休息、功能锻炼和定期复查等方面的注意事项,必要时可为患者或家属提供有关方面的书面资料。教会患者及家属有关的护理知识和自护技能。

(4)征求患者对其在住院期间对医院医疗护理工作的意见,以便提高医疗护理质量。

二、患者出院当日的护理

(1)填写患者出院护理评估单。

(2)执行出院医嘱:①停止一切医嘱。注销所有的治疗及护理执行单并签上名字和日期,如服药单、注射单、治疗单、饮食单等;注销所有的卡片,如诊断卡、床头卡等。②患者出院后如需继续服药治疗,护士可凭医嘱处方到药房领取药物,交患者或家属带回,并给予用药指导。③填写出院通知单,并通知患者或家属到住院处办理出院手续,结清患者在住院期间的治疗、护理及药品等全部费用。④在体温单 40～42 ℃之间的相应时间栏内,用红笔注明出院时间。⑤填写出院患者登记本。

（3）协助患者整理用物，归还寄存的物品，收回患者在住院期间所借的物品并进行消毒处理。

（4）患者办完手续离院时，护士可根据患者病情用轮椅、平车或步行等方式送患者至病区外或医院门口。

三、患者出院后的处理

（一）归档

将病案按出院顺序整理后，交病案室保存。出院病案排列顺序为：住院病案首页、出院记录或死亡记录、入院记录、病史及体格检查、病程记录、会诊记录、各项检查及检查报告、护理病案、医嘱单和体温单。

（二）处理床单位

（1）撤下患者的污被服，放入污衣袋，送洗衣房处理。

（2）床垫、床褥、棉胎放于日光下曝晒 6 小时以上或用紫外线照射消毒后按要求处理。

（3）病床及床旁桌椅要用消毒液擦拭，非一次性脸盆、痰杯等要用消毒液浸泡。

（4）打开病室门窗通风。

（5）铺好备用床，准备迎接新患者。

（6）传染病患者的床单位及病室，要按传染病终末消毒处理法处理。

第二章

医院感染的预防与控制

第一节　医院感染概述

一、定义

医院感染又称医院获得性感染。

(一)广义的定义

凡患者、陪护人员和医院工作人员因医疗、护理工作而被感染所引起的任何有临床症状的微生物性疾病,不管受害对象在住院期间是否出现症状,均视为医院感染。简言之,即任何人员在医院内发生的、与医院有关的一切感染均可称为医院感染。

(二)狭义的定义

医院感染是指住院患者在医院内获得的感染,包括在住院期间发生的感染和出院后在医院内获得的感染,但不包括入院前已开始或者入院时已处于潜伏期的感染。医院工作人员在医院内获得的感染也属医院感染。

二、类型

根据病原体的来源,将医院感染分为外源性感染和内源性感染(表 2-1)。

三、形成

医院感染的形成必须具备 3 个基本条件,即感染源、传播途径和易感人群,三者组成感染链(图 2-1),当这 3 个基本条件同时存在并相互联系便导致感染。只要阻断或控制其中某一环节,就能终止医院感染的传播。

表 2-1　外源性感染和内源性感染

项目	外源性感染（交叉感染）	内源性感染（自身感染）
病原体来源	患者体外	患者体内或体表
感染途径	直接感染与间接感染	免疫功能受损、正常菌群移位、正常菌群失调
预防	用消毒、灭菌、隔离等技术，基本能有效预防	难预防。提高患者免疫力、合理使用抗生素能起到一定的预防作用

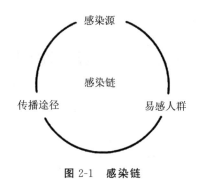

图 2-1　感染链

(一)感染源

感染源是导致感染的来源，指病原体自然生存、繁殖及排出的场所或宿主（包括人和动物）。

1.周围已感染者及病原携带者

已感染者排出的病原体数量多、毒力强，且多具有耐药性，是最重要的感染源。病原携带者体内的病原体不断生长繁殖、排出体外，但自身无明显症状而不受重视，也是主要的感染源。这种感染源主要是指到医院就诊的患者，也包括已感染或携带病原体的医务人员、患者家属和探视者。

2.自身正常菌群

人体的特定部位如肠道、呼吸道、皮肤、泌尿生殖道、口腔黏膜等，在正常情况下均寄居有无致病性的菌群，在侵入性操作或其他原因促使它们在新的部位定植时，可以引起感染性疾病。

3.动物感染源

动物感染源包括鼠类、苍蝇、蟑螂、蚊子、臭虫、跳蚤等。

4.医院环境

医院特殊的潮湿环境与液体也是不容忽视的感染源"储存库"，如洗手池、洗手皂、空调系统等。

(二)传播途径

传播途径是指病原体从感染源传播到易感人群的途径与方式。不同的病原体可经不同的传播方式从感染源传播到易感人群。常见的传播方式有接触传播、飞沫传播、空气传播、共同媒介传播、生物媒介传播,以前3种最为常见。

1.接触传播

接触传播指病原体通过与手、媒介直接或间接接触导致的传播,是医院内感染最常见和重要的传播方式。接触传播可分为直接接触传播和间接接触传播。直接接触传播指感染源与易感人群之间有身体的直接接触,如母婴传播;间接接触传播通过媒介传递,最常见的传播媒介是医务人员的手,其次是共用的医疗器械与用具。

2.飞沫传播

带有病原体的飞沫核($>5~\mu m$),在空气中短距离(1 m 内)移动到易感人群的口、鼻黏膜或眼结膜等导致的传播。其本质属于特殊的接触传播。

3.空气传播

空气传播是指带有病原体的微粒子($\leqslant 5~\mu m$)通过空气流动导致的疾病传播。飞沫核传播能长时间、远距离传播,常引起多人感染,甚至导致医院内感染暴发流行,如肺结核、流感、麻疹、腮腺炎等。菌尘传播是通过吸入菌尘或接触降落的菌尘引起感染,易感人群往往没有与患者直接接触。

4.共同媒介传播

共同媒介传播也称共同途径传播,如通过污染的饮水、饮食传播,或通过污染的药液、血制品、医疗器械与设备传播。共同媒介传播常可导致医院内感染暴发流行,在医院内感染中具有重要意义。

5.生物媒介传播

生物媒介传播指动物或昆虫携带病原体传播。

(三)易感人群

易感人群是指对感染性疾病缺乏免疫力而易感染的人。属于易感人群的有以下几种。

(1)患有严重影响或损伤机体免疫功能疾病的患者,如患癌症、系统性红斑狼疮、艾滋病等免疫系统疾病者,烧伤、创伤等皮肤黏膜屏障作用损害者,患糖尿病、肾病、慢性阻塞性肺部疾病等慢性病者,患白血病等影响白细胞杀菌功能者。

（2）接受介入性检查、治疗和植入物者。

（3）长期接受免疫、放射、皮质类固醇类药物治疗者。

（4）长期使用大量抗生素尤其是广谱抗生素者。

（5）其他：如休克、昏迷、术后、老年、婴幼儿、产妇等。

四、预防和控制

控制医院感染是贯彻预防为主的方针，并提高医疗、护理质量的一项主要工作。建立健全医院感染管理组织，制定针对性强的预防与控制规范，并保证各措施付诸实践，是预防与控制医院感染的基本途径。

（一）根据医院规模，建立医院感染管理责任制

住院床位总数在 100 张以上的医院应当建立以医院感染管理委员会为主体的三级监控体系（图 2-2）和独立的医院内感染管理部门。住院床位总数在 100 张以下的医院应当指定分管医院内感染管理工作的部门。其他医疗机构应当有医院内感染管理专（兼）职人员。

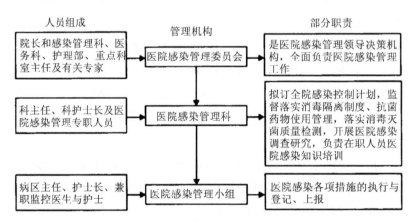

图 2-2　医院内感染三级管理体系的组织机构与任务

（二）健全医院内感染管理规章制度

医院内感染管理制度必须依照国家有关卫生行政部门的法律法规来制定，如《中华人民共和国传染病防治法》《医院感染管理办法》等。

1.管理制度

清洁卫生制度、消毒灭菌制度、隔离制度、医务人员医院内感染知识培训制度、医院内感染管理报告制度等。

2.监测制度

消毒灭菌效果监测制度;对手术室、供应室、换药室、导管室、监护室、新生儿室、血液病室、肿瘤病室、分娩室、器官移植室等感染高发科室的消毒卫生标准的监测;一次性医疗器材及门诊、急诊常用器械的监测。

3.消毒质控标准

如《医院消毒卫生标准》规定了从事医疗活动环境的空气、物体表面、医护人员手、医疗用品、消毒剂、污水、污物处理卫生标准。

(三)落实医院内感染管理措施

预防与控制医院内感染必须切实做到控制感染源、切断传播途径、保护易感人群。具体措施包括以下几点。

(1)医院环境布局合理。

(2)清洁、消毒、灭菌及其效果检测。

(3)正确处理医院污水、污物。

(4)严格执行无菌、隔离、洗手技术。

(5)合理使用抗生素,加强患者及医务工作者的感染检测等。

(四)加强医院内感染教育

对全体医务人员加强医院内感染教育,以明确医务人员在医院内感染管理中的职责,增强预防与控制医院内感染的自觉性及自我防护意识。

第二节　常用消毒灭菌方法

一、压力蒸汽灭菌

(一)适用范围

适用于耐热、耐湿诊疗器械、器具和物品的灭菌,下排气压力蒸汽灭菌还适用于液体的灭菌,不适用于油类和粉剂的灭菌。

(二)压力蒸汽灭菌操作程序

包括灭菌前物品的准备、灭菌物品装载、灭菌操作、无菌物品卸载和灭菌效果的监测等步骤。具体要求遵循 WS310.2《医院消毒供应中心第二部分:清洗消毒及灭菌技术操作规范》的要求。

(三)灭菌器类别

根据排放冷空气的方式和程度不同,分为下排气式压力蒸汽灭菌器和预排气压力蒸汽灭菌器两大类;还有正压脉动排气的卡式压力蒸汽灭菌器。

(四)灭菌方法

1.下排气压力蒸汽灭菌

下排气压力蒸汽灭菌器包括手提式压力蒸汽灭菌器和卧式压力蒸汽灭菌器等,灭菌程序一般包括前排气、灭菌、后排气和干燥等过程,具体操作方法遵循生产厂家的使用说明或指导手册。灭菌器的灭菌参数一般为温度 121 ℃,压力 102.9 kPa,器械灭菌时间 20 分钟,敷料灭菌时间 30 分钟。下排气压力蒸汽灭菌器不能用于管腔器械的灭菌。

手提式和立式压力蒸汽灭菌器,应检查主体与顶盖有无因伤引起裂缝和变形;有自动程序控制装置的灭菌器,使用前应检查规定的程序是否符合灭菌处理的要求。手术包的重量不超过 7 kg,体积不超过30 cm×30 cm×25 cm,包装不宜太紧,填装量不得超过柜室容积的 85%,应将难于灭菌的大包放在中层,将中包放在下层,小包放在上层,垂直安放,上下左右均应留有空隙,避免与灭菌室四壁接触,以利蒸汽通过。在灭菌过程中,加热要均匀,加热速度不能太快,输入蒸汽的压力不宜过高,夹层的温度不能高于灭菌室的温度。

2.预排气压力蒸汽灭菌

灭菌器的灭菌程序一般包括 3 次以上的预真空和充气等脉动排气、灭菌、后排气和干燥等过程,具体操作方法遵循生产厂家的使用说明或指导手册。灭菌器的灭菌参数一般为温度 132～134 ℃,压力205.8 kPa,灭菌时间 4 分钟以上。

3.快速压力蒸汽灭菌程序

适用于裸露的耐热、耐湿诊疗器械、器具和物品的灭菌。快速压力蒸汽灭菌程序可分为下排气、正压排气和预排气压力蒸汽灭菌。其灭菌参数如时间和温度由灭菌器性质、灭菌物品材料性质(带孔和不带孔)、是否裸露而定。下排气快速灭菌程序不能用于管腔器械的灭菌。具体操作方法遵循生产厂家的使用说明或指导手册(表 2-2)。

(五)注意事项

(1)每天设备运行前应进行安全检查,检查内容包括:①灭菌器柜门密封圈平整无损坏,柜门安全锁扣灵活、安全有效。②灭菌器压力表处在"0"的位置。

③由柜室排气口倒入 500 mL 水,检查有无阻塞。④关闭灭菌器柜门,通蒸汽检查有无泄漏。⑤检查蒸汽调节阀是否灵活、准确,压力表与温度计的标示是否吻合,排气口温度计是否完好。⑥记录打印装置处于备用状态。⑦电源、水源、蒸汽、压缩空气等运行条件符合设备要求。

表 2-2　快速压力蒸汽灭菌(132~134 ℃)所需最短时间

物品种类	下排气		正压排气		预排气	
	灭菌温度/℃	灭菌时间/min	灭菌温度/℃	灭菌时间/min	灭菌温度/℃	灭菌时间/min
不带孔物品	132	3	134	3.5	132	3
带孔物品	132	10	134	3.5	132	4
不带孔＋管孔物品	132	10	134	3.5	132	4

(2)灭菌结束后,压力表在蒸汽排尽时应在"0"位。

(3)检查安全阀是否在蒸汽压力达到规定的安全限度时被冲开。

(4)手提式和卧式压力蒸汽灭菌器主体与顶盖应无裂缝和变形;不应使用无排气软管或软管锈蚀的手提式压力蒸汽灭菌器。

(5)卧式压力蒸汽灭菌器输入蒸汽的压力不宜过高,夹层的温度不能高于灭菌室的温度。

(6)预排气压力蒸汽灭菌器应在每天开始灭菌运行前空载进行 B-D 试验,检测其空气排除效果。

(7)下排气、预排气压力蒸汽灭菌器的具体操作步骤、常规保养和检查措施,应遵循生产厂家的使用说明或指导手册。

(8)快速灭菌程序不应作为物品的常规灭菌程序。应急情况下使用时,一般适用于灭菌裸露物品,或使用灭菌器配套的卡式盒或专用灭菌容器盛放。灭菌后的物品应尽快使用,不应储存,无有效期。

(9)灭菌包重量要求:器械包重量不宜超过 10 kg,敷料包重量不宜超过 5 kg。

(10)灭菌包体积要求:下排气压力蒸汽灭菌器不宜超过 30 cm×30 cm×25 cm,预排气压力蒸汽灭菌器不宜超过 30 cm×30 cm×50 cm。

(11)应进行灭菌器的预热。

二、干热灭菌

干热灭菌包括焚烧、烧灼、干烤 3 种,这里特指干烤,其特点是灭菌温度高、速度较快、无残留毒性,对锐利器械基本无损害。目前,国内外主要有机械对流型、金属传导型、红外线辐射型 3 种类型的干热灭菌器。其中,金属传导型干热灭菌器尤其适用于单件手术刀、剪、针等锐利手术器械的灭菌。

(一)适用范围

适用于耐热、不耐湿、蒸汽或气体不能穿透物品的灭菌,如玻璃、金属等医疗用品和油类、粉剂等制品的灭菌。

(二)灭菌方法

采用干热灭菌器进行灭菌,灭菌参数一般为:150 ℃,150 分钟;160 ℃,120 分钟;170 ℃,60 分钟;180 ℃,30 分钟。

锐利手术器械干热灭菌前的准备同压力蒸汽灭菌,器械必须彻底清洗干净,以防在高温下附在器械表面的有机物炭化。干热灭菌时,重器械应放在支撑架上;精密仪器(眼科白内障手术刀等)用 2 层纱布严密包裹,以免机械损坏,然后放入有网眼的灭菌盒内;针头洗涤干净后,放入试管内;缝合针则插入纱布块中,再用单层平纹布包好。器械的排放不能超过柜室高度的 2/3,相互间应留有空隙;在灭菌过程中不能打开柜门与放入新的器械,否则灭菌时间应从柜室温度回到灭菌温度时重新算起。锐利手术器械干热灭菌的设置温度为 160 ℃,2 小时;或 180 ℃,0.5 小时。

凡士林纱布、纱条,因蒸汽难以穿透,适宜用干热灭菌。先将准备好的纱布、纱条放入盒内,纱布、纱条装放不宜太多太厚,厚度以不超过 1.3 cm 为宜,再倒入已融化的凡士林,待灭菌。灭菌条件为 160 ℃,2 小时;或 180 ℃,0.5 小时。但干热灭菌后油纱布、纱条因过于枯干而不利于临床应用,且成盒的凡士林纱条又很难在 24 小时内用完,建议小包装灭菌。

(三)注意事项

(1)灭菌时灭菌物品不应与灭菌器内腔底部及四壁接触,灭菌后温度降到 40 ℃以下再开启灭菌器柜门。

(2)灭菌物品包体积不应超过 10 cm×10 cm×20 cm,油剂、粉剂的厚度不应超过 0.6 cm,凡士林纱布条厚度不应超过 1.3 cm,装载高度不应超过灭菌器内腔高度的 2/3,物品间应留有空隙。

(3)设置灭菌温度应充分考虑灭菌物品对温度的耐受力;灭菌有机物品或纸质包装的物品时,温度应≤170 ℃。

(4)灭菌温度达到要求时,应打开柜体的排风装置。

(5)灭菌操作应遵循生产厂家的使用说明或指导手册。

三、过氧化氢低温等离子灭菌

(一)适用范围

适用于不耐热、不耐湿的诊疗器械的灭菌,如硬式内镜;以及电外科器械等接台手术诊疗器械的灭菌。不适用于布类、纸类、水、油类、粉剂等材质的灭菌。

(二)灭菌原理

目前对过氧化氢低温等离子灭菌技术比较认可的作用原理:在一定真空度和温度条件下注入55%以上过氧化氢消毒液;过氧化氢汽化、穿透、覆盖到管腔器械的内、外表面;过氧化氢协同45～55℃温度杀灭微生物;最后阶段启动等离子电源,一方面产生消毒因子协同作用达到最终灭菌水平,另一方面等离子体快速解离器械表面的过氧化氢变成水和氧气,灭菌后没有毒副物质残留,这样器械灭菌出舱后就可立即投入使用,实现接台手术器械快速周转。

(三)灭菌程序

过氧化氢低温等离子灭菌应在专用的过氧化氢低温等离子体灭菌器内进行,一次灭菌过程包含若干个循环周期,每个循环周期包括抽真空、过氧化氢注入、扩散、等离子化、通风5个步骤。医院应遵循过氧化氢低温等离子体灭菌生产厂家的操作使用说明书,根据灭菌物品种类、包装、装载量与方式,选择合适的灭菌程序,每种程序应满足相对应的温度、过氧化氢浓度和用量、灭菌时间等灭菌参数。

过氧化氢低温等离子灭菌一般设置快速程序和标准程序2个程序。快速程序(单循环)仅供灭菌效果检验使用,医院不能选择用于器械灭菌处理,分预真空阶段(抽真空到70 Pa启辉,约16分钟)、注入阶段(抽真空到50 Pa注入过氧化氢,约6分钟)、扩散阶段(约8分钟)、等离子阶段(抽真空到75 Pa启辉,约6分钟),有些设备还增加预等离子或预加热程序。标准程序(双循环)用于医院器械的灭菌,需连续进行2次单循环,全程60分钟左右。国产部分灭菌器设置了加强程序(三循环),声称可给复杂管腔类器械灭菌,但没有相应检测数据,也未经原卫生部批准,医院选择使用时务必慎重。

(四)灭菌效果影响因素

1.过氧化氢浓度

过氧化氢浓度越高灭菌效果肯定越好,但由于使用成本和技术限制,目前都选择使用60%过氧化氢为灭菌剂。有国产企业在过氧化氢汽化前设置提纯装置,证实可提高灭菌效果。但过氧化氢浓度过低,就会增加进入灭菌舱的水分,这样既会降低灭菌舱温度影响协同消毒效果,也会因抽真空过程在器械表面形成冰片,影响汽化过氧化氢穿透,导致灭菌失败。因此我们需要关注瓶装过氧化氢使用中的浓度,确保每个循环注入的过氧化氢浓度合格。

2.过氧化氢注入量

如果过氧化氢注入量过少,汽化后无法覆盖到器械各个表面,会导致灭菌失败;但如果注入量过多就无法使过氧化氢全部汽化,未汽化的过氧化氢溶液会影响汽化过氧化氢的穿透而影响灭菌效果。注入过多过氧化氢也会影响灭菌后期等离子体的解离效果,曾有使用国产设备的医院抱怨灭菌后器械"灼手"或器械表面有白色残留物,这些就是注入过氧化氢过多没有完全被解离造成的残留,严重影响器械的使用安全。因此单循环过氧化氢注入量不能太少也不能过多,需要根据设备综合性能研发、确定。

3.过氧化氢汽化

足量过氧化氢完全汽化并有效穿透、覆盖到器械的内外表面是实现灭菌的前提,如果汽化不好,过氧化氢无法穿透到管腔器械内外表面,就会导致灭菌失败。汽化与灭菌程序抽真空形成真空度和灭菌舱温度有关,目前还没有汽化条件的完整研发数据,国产设备保证每个循环的过氧化氢汽化效果是提高灭菌稳定性的关键环节。

4.过氧化氢的穿透

过氧化氢有效穿透是实现灭菌的基本保证,这与过氧化氢是否完全汽化有关,也与灭菌设备的抽真空方式和形成真空度有关,更与管腔器械结构、灭菌包装和装载方式等有关,这些都是灭菌质量监测的关键控制点。

5.灭菌物品的干燥

如果灭菌物品中存在一定的水分,既会降低灭菌舱的温度影响协同消毒效果,也会在抽真空过程中形成器械表面冰片,导致汽化过氧化氢无法穿透到器械表面,造成灭菌失败。强生灭菌设备有灭菌物品湿度报警装置,如果灭菌物品干燥不彻底,灭菌程序无法启动并报警。但目前国产灭菌设备还没有这样的装置,医院现场调研时发现未经彻底干燥的物品仍能启动灭菌程序,灭菌效果可想而知。

6.作用温度

强生灭菌程序要求的作用温度是 45～55 ℃,而国产灭菌设备由于技术问题,一般灭菌舱壁温度只能达到 35～40 ℃,更不要说灭菌舱内物品的温度。温度低既影响过氧化氢汽化,也影响与过氧化氢的协同作用;实际使用中可通过灭菌器预热、灭菌物品预热来提高灭菌效果,但要注意连续不间断预热对瓶装过氧化氢使用浓度的影响。

7.元器件质量

真空泵跟抽真空方式和形成真空度有关,影响过氧化氢汽化和穿透。等离子电源与等离子强度有关,影响协同消毒作用和灭菌后过氧化氢的解离,目前灭菌设备采用的有高压电场、高频电磁场、低频电磁场等,有的采用舱外产生等离子体方式,孰优孰劣有待进一步研究论证。灭菌舱的材质跟热辐射、导热均匀有关,也跟等离子状态有关,同样影响灭菌效果。

(五)注意事项

(1)灭菌物品应清洗干净、干燥。

(2)灭菌物品的包装材料应符合 YY/T0698.2 的非织造布如特卫强无纺布和 YY/T0698.5 复合型组合袋的要求。

(3)灭菌包不应叠放,不应接触灭菌腔内壁。

四、环氧乙烷气体灭菌

环氧乙烷是一种灭菌剂,穿透力强,对物品无损害,可以用作手术包的灭菌。但是,环氧乙烷灭菌周期长,安全性较差,易燃易爆且有残留毒性,温度、湿度对灭菌效果影响大。目前,医院多采用小型环氧乙烷灭菌柜进行灭菌,使灭菌效果更可靠,使用更安全。一般医院多采用小型环氧乙烷灭菌器,灭菌器有良好的耐压性能($8.0 \ kg/cm^2$)和密封性能,能抽真空度 $0.4 \ kg/cm^2$,能自动定量准确加药,自动调节温度和相对湿度,自动控制灭菌时间。

(一)适用范围

适用于不耐热、不耐湿的诊疗器械、器具和物品的灭菌,如电子仪器、光学仪器、纸质制品、化纤制品、塑料制品、陶瓷及金属制品等诊疗用品;不适用于食品、液体、油脂类、粉剂类等的灭菌。

(二)灭菌方法

(1)灭菌程序:包括预热、预湿、抽真空、通入汽化环氧乙烷达到预定浓度、维持灭菌时间、清除灭菌柜内环氧乙烷气体、解析灭菌物品内环氧乙烷的残留等过程。

(2)灭菌时应采用100%环氧乙烷或环氧乙烷和二氧化碳混合气体。

（3）应按照环氧乙烷灭菌器生产厂家的操作使用说明或指导手册,根据灭菌物品种类、包装、装载量与方式的不同,选择合适的温度、浓度和时间等灭菌参数。采用新的灭菌程序、新类型诊疗器械、新包装材料进行环氧乙烷气体灭菌前,应验证灭菌效果。

（4）除金属和玻璃材质以外的灭菌物品,灭菌后应经过解析,解析时间：50 ℃,12 小时；60 ℃,8 小时；残留环氧乙烷应符合 GB/T16886.7 的要求。解析过程应在环氧乙烷灭菌柜内继续进行,输入的空气应经过高效过滤（滤除≥0.3 μm粒子 99.6％以上）；或应放入专门的通风柜内,不应采用自然通风法进行解析。

（三）灭菌前物品准备与包装

（1）灭菌物品应彻底清洗干净。

（2）包装应采用专用的包装材料,包括纸、包装袋（纸袋、纸塑袋等）、非织造布、硬质容器。包装材料应分别符合 YY/T0698.2、YY/T0698.4、YY/T0698.5 和 YY/T0698.8 的要求,新型包装材料应符合GB/T19633 的有关规定。包装操作要求应符合 WS310.2《医院消毒供应中心第二部分：清洗消毒及灭菌技术操作规范》的要求。

（四）灭菌物品装载

（1）灭菌柜内装载物品周围应留有空隙,物品应放于金属网状篮筐内或金属网架上；纸塑包装应侧放。

（2）物品装载量不应超过柜内总体积的 80％。

（五）注意事项

（1）灭菌器安装应符合要求,包括通风良好,远离火源,灭菌器各侧（包括上方）应预留 51 cm 空间。应安装专门的排气管道,且与大楼其他排气管道完全隔离。

（2）应有专门的排气管道系统,排气管应为不通透环氧乙烷的材料如铜管等制成,垂直部分长度超过 3 m 时应加装集水器。排气管应导至室外,并于出口处反转向下；距排气口 7.6 m 范围内不应有易燃易爆物和建筑物的入风口（如门或窗）；排气管不应有凹陷或回圈。

（3）环氧乙烷灭菌气瓶或气罐应远离火源和静电,通风良好,无日晒,存放温度低于 40 ℃,不应置于冰箱中。应严格按照国家制定的有关易燃易爆物品储存要求进行处理。

(4)每年对工作环境中环氧乙烷浓度进行监测并记录。在每天 8 小时工作中,环氧乙烷浓度 TWA(时间加权平均浓度)应不超过 1.82 mg/m³(1 mg/L)。

(5)消毒员应经过专业知识和紧急事故处理的培训。过度接触环氧乙烷后,迅速将其移离中毒现场,立即吸入新鲜空气;皮肤接触后,用水冲洗接触处至少 15 分钟,同时脱去脏衣服;眼睛接触液态环氧乙烷或高浓度环氧乙烷气体,至少冲洗眼 10 分钟,并均应尽快就诊。

(6)灭菌应在环氧乙烷灭菌器内进行。

五、微波灭菌

微波是一种高频率、短波长的电磁波。目前,消毒中常用(915 ±25)MHz 和(2 450±50)MHz 微波,输出功率则为几百至几千瓦不等。微波主要适用于应急器材的快速灭菌,医院在抢救患者过程中经常有器材短缺或损坏,急需使用时,对少量急用器材用(2 450±50)MHz 的微波炉对医用插管、导管照射 5～7 分钟;可用 WXD-650A 型微波快速灭菌器(2 450±50)MHz、650 W 微波和 0.5%醋酸氯己定协同作用 5 分钟灭菌,并可在手术台边进行灭菌;通常微波不能处理金属物品,但金属器械以湿布包裹后,用(2 450±50)MHz、3.0 kW 功率微波照射 5 分钟可灭菌。

用于微波灭菌的手术包,体积不超过 12 cm×12 cm×12 cm,手术包的包布必须具有相当的湿度,一般以从水中取出拧干不滴水为宜,含水量为 30%左右,否则不能达到灭菌效果。在功率为 3.0 kW 时,开机照射 5 分钟即可。需要注意的是:所有的微波炉都有冷点位置,该点不能接受灭菌辐射,因此要将待灭菌物品放在电转动盘上,微波炉工作时还应保持电压稳定,并加强防护,防止微波对工作人员的伤害。

六、电离辐射灭菌

电离辐射灭菌是用放射性同位素 γ 射线或电子加速器产生加速粒子辐射处理物品,杀死其中的微生物,使达到灭菌的方法。电离辐射的波长很短,它的穿透力特别强,杀死微生物的能力大,可对包装后的医疗器械进行灭菌。用它灭菌时,不升高温度,特别适用于加热灭菌易损坏的物品,如塑料、食品、生物组织、生物制品及某些药品。目前国内多以 ^{60}Co 电子加速器作为辐射源。各类手术缝线均适宜用电离辐射灭菌。灭菌条件为:每个缝线单位初始污染菌<1 000 cfu,或初始污染菌数<100 cfu/g,照射剂量为 2.5 Mrad。缝线的不均匀度在 1.5 以下。目前,医院内普遍使用的吸收型肠线、尼龙线、金属丝线等大多采用此种方法灭

菌。灭菌时将手术缝线密封包装,在使用时打开包装,直接取用。

七、低温甲醛蒸汽灭菌

低温甲醛蒸汽灭菌是在负压状态下,蒸汽使甲醛汽化,提高了甲醛的穿透能力,更好地发挥杀灭微生物的效能,克服了甲醛熏蒸存在的杀菌时间长、杀菌效果差、穿透性差、使用范围窄、残留气味大、有毒性等缺点,可用于热敏器材的灭菌。低温甲醛蒸汽灭菌的适用范围:各种内镜如关节镜、腹腔镜、支气管镜、结肠镜、胃镜、十二指肠镜、喉镜等;眼科手术使用的热敏器械;塑料制品如线筒、导管、透热缆线等。

(一)适用范围

适用于不耐湿、热的诊疗器械、器具和物品的灭菌,如电子仪器、光学仪器、管腔器械、金属器械、玻璃器皿、合成材料物品等。

(二)灭菌方法

(1)低温甲醛蒸汽灭菌程序应包括:预热,预真空、排气,蒸汽注入、湿化、升温,反复甲醛蒸发、注入,甲醛穿透,灭菌(在预设的压力、温度下持续一定时间),反复蒸汽冲洗灭菌腔内甲醛,反复空气冲洗、干燥,冷却,恢复灭菌舱内正常压力。

(2)根据低温甲醛蒸汽灭菌器的要求,采用2%复方甲醛溶液或甲醛溶液(35%~40%甲醛)进行灭菌,每个循环的2%复方甲醛溶液或甲醛溶液(35%~40%甲醛)用量根据装载量不同而异。灭菌参数为:温度78~90 ℃,灭菌时间为90~120分钟。

(三)注意事项

(1)应采用取得原卫生部消毒产品卫生许可批件的低温甲醛蒸汽灭菌器,并使用专用灭菌溶液进行灭菌,不应采用自然挥发或熏蒸的灭菌方法。

(2)低温甲醛蒸汽灭菌器操作者应培训上岗,并具有相应的职业防护知识和技能。

(3)低温甲醛蒸汽灭菌器的安装及使用应遵循生产厂家使用说明书或指导手册,必要时应设置专用的排气系统。

(4)运行时的周围环境甲醛浓度应<0.5 mg/m³,灭菌物品上的甲醛残留均值≤4.5 μg/cm²。在灭菌器内经过甲醛残留处理的灭菌物品,取出后可直接使用。

(5)灭菌包装材料应使用与压力蒸汽灭菌法相同或专用的纸塑包装、无纺布、硬质容器,不应使用可吸附甲醛或甲醛不易穿透的材料如布类、普通纸类、聚乙烯膜、玻璃纸等。

(6)装载时,灭菌物品应摊开放置,中间留有一定的缝隙,物品表面应尽量暴露。使用纸塑包装材料时,包装应竖立,纸面对塑面依序排放。

(7)消毒后,应去除残留甲醛气体,采用抽气通风或用氨水中和法。

八、戊二醛浸泡灭菌

戊二醛具有很强的杀菌作用,能在常温下达到灭菌效果,而且对器械基本无腐蚀。当 pH 为 7.5～8.5 时,戊二醛杀菌作用最强,pH＞9 时则迅速聚合,丧失杀菌功能。国内外推荐使用的器械浸泡灭菌的浓度为 2％戊二醛。浸泡前先将待灭菌的锐利器械进行常规消毒、清洗、干燥处理,处理后的器械应无水滴、无水珠,然后将其放入 2％戊二醛中,加盖浸泡 10 小时即达到灭菌。浸泡手术刀等碳钢类锐利手术器械时,应在戊二醛中加入 0.5％亚硝酸钠防锈,可提高其杀菌能力。戊二醛对皮肤黏膜有强烈刺激,可引起皮炎和过敏,因此灭菌后的器械必须用无菌蒸馏水彻底冲洗干净,并无菌拭干后方能再次作用。国内曾发生多起因戊二醛浸泡手术器械导致的术后非结核分枝杆菌感染,原卫生部已明确规定耐热耐湿的手术器械禁止使用戊二醛浸泡灭菌。

第三节　无　菌　技　术

一、无菌包使用技术

(一)目的
保持已经灭菌的物品处于无菌状态。

(二)操作前准备

1.操作护士
着装整洁、修剪指甲、洗手、戴口罩。

2.物品准备
无菌包、无菌持物钳及容器、治疗盘。

3.操作环境

整洁、宽敞。

(三)操作步骤

(1)检查无菌包,核对名称、有效灭菌日期、化学指示胶带颜色、包布情况。

(2)打开无菌包,揭开化学指示胶带或系带,按原折叠顺序逐层打开。

(3)用无菌钳取出物品,放于指定的区域内。

(4)包内剩余物品,按原折痕包好。

(5)注明开包时间。

(6)包内物品一次全部取出时,将包托在手中打开,另一手将包布四角抓住,使包内物品妥善置于无菌区域内。

(7)整理用物。

(四)注意事项

(1)严格遵循无菌操作原则。

(2)无菌包置于清洁、干燥处,避免潮湿。

(3)打开包布时,手不可跨越无菌区,非无菌物品不可触及无菌面。

(4)注明开包日期,开启后的无菌包使用时间不超过 24 小时。

(五)评价标准

(1)遵循无菌操作原则。

(2)护士操作过程规范、准确。

二、戴无菌手套

(一)目的

执行无菌操作或者接触无菌物品时需戴无菌手套,以保护患者,预防感染。

(二)操作前准备

1.操作护士

着装整洁、修剪指甲、洗手、戴口罩。

2.物品准备

一次性无菌手套。

3.操作环境

整洁、宽敞。

（三）操作步骤

（1）检查无菌手套包装、有效期、型号。

（2）打开手套外包装。①分次取手套法：一手掀起口袋的开口处，另一手捏住手套翻折部分（手套内面）取出手套对准五指戴上。掀起另一只袋口，以戴着无菌手套的手指插入另一只手套的翻边内面，将手套戴好。②一次性取手套法：两手同时掀起口袋的开口处，分别捏住两只手套的翻折部位，取出手套。将两手套五指对准，先戴一只手，再以戴好手套的手指插入另一只手套的翻折内面，同法戴好。

（3）双手对合交叉调整手套位置，将手套翻边扣套在工作服衣袖外面。

（4）脱手套方法：①用戴着手套的手捏住另一只手套污染面的边缘将手套脱下。②戴着手套的手握住脱下的手套，用脱下手套的手捏住另一只手套清洁面（内面）的边缘，将手套脱下。③用手捏住手套的里面丢至医疗垃圾桶内。

（5）整理用物，洗手。

（四）注意事项

（1）严格遵循无菌操作原则。

（2）戴无菌手套时，应防止手套污染。注意未戴手套的手不可触及手套的外面，戴手套的手不可触及未戴手套的手或者另一手套的里面。

（3）诊疗护理不同的患者之间应更换手套。

（4）脱手套时，应翻转脱下。

（5）脱去手套后，应按规定程序与方法洗手，戴手套不能替代洗手，必要时进行手消毒。

（6）操作时发现手套破损时，应及时更换。

（五）评价标准

（1）遵循无菌原则，符合无菌要求。

（2）操作过程规范、熟练。

（3）手套选择型号大小应适宜，外观平整。

三、铺设无菌器械台

（一）目的

将无菌巾铺在清洁、干燥的器械台上，形成无菌区，放置无菌物品，以备手术使用。

(二)操作前准备

1.操作护士

着装整洁,修剪指甲,洗手,戴帽子、口罩。

2.物品准备

治疗车、无菌持物钳、无菌敷料包、器械包、手术衣及手术需要的物品。

3.操作环境

宽敞,洁净。

(三)操作过程

(1)核对、检查无菌包。

(2)打开无菌持物钳,标记开启时间。

(3)依次打开无菌敷料包、无菌器械包、无菌手术衣,分别铺置于治疗车上。

(4)用无菌持物钳夹取无菌手套置于手术衣旁。

(5)穿手术衣,戴无菌手套。

(6)整理台面,器械、敷料分别置于无菌台左、右侧。

(7)废弃物按医疗垃圾处理。

(四)注意事项

(1)严格执行无菌技术操作原则,预防交叉感染。

(2)无菌物品不超过器械台边缘。

(3)铺无菌台时身体须远离无菌区 10 cm 以上。

(4)无菌器械台边缘垂下的无菌单前侧比背侧长,无菌单垂缘至少 30 cm。

(五)评价标准

(1)符合无菌操作技术原则及查对制度。

(2)铺置无菌器械台顺序、方向正确。

(3)无菌器械台面平整,无菌物品摆放整齐、合理。

(4)移动无菌台方法正确。

(5)用物处理得当。

四、铺无菌盘

(一)目的

将无菌巾铺在清洁干燥的治疗盘内,形成无菌区,放置无菌物品,以供治疗时使用。

(二)操作前准备

1.操作护士

着装整洁、修剪指甲、洗手、戴口罩。

2.物品准备

治疗盘、无菌包、无菌持物钳及容器、无菌物品。

3.操作环境

整洁、宽敞。

(三)操作步骤

(1)检查无菌包,核对名称、有效灭菌日期、化学指示胶带颜色、包布情况。

(2)打开无菌包,使用无菌持物钳取出1块治疗巾,放于治疗盘内。

(3)剩余物品按原折痕包好,注明开包日期及时间。

(4)将无菌治疗巾双折平铺于治疗盘内,将上层呈扇形折叠到对侧,边缘向外。

(5)放入无菌物品。

(6)将上层盖于物品上,上下层边缘对齐,开口处向上翻折,两侧边缘向下翻折。

(7)注明铺盘日期及时间。

(8)整理用物。

(四)注意事项

(1)严格遵循无菌操作原则。

(2)铺无菌盘区域清洁干燥,无菌巾避免潮湿、污染。

(3)不可跨越无菌区,非无菌物品不可触及无菌面。

(4)注明铺无菌盘的日期、时间,无菌盘有效期为4小时。

(五)评价标准

(1)遵循无菌技术原则。

(2)操作轻巧、熟练、规范。

(3)用物放置符合节力及无菌要求。

(4)无菌物品摆放合理,折边外观整齐。

第四节 手 卫 生

一、外科手消毒

外科手消毒是手术前医务人员手与前臂的消毒过程,包括外科手术前医务人员用肥皂(皂液)和流动水洗手,再用手消毒剂清除或者杀灭手部暂居菌和减少常居菌等环节。

(一)外科手消毒应遵循以下原则

先洗手,后消毒;不同患者手术之间、手套破损或手被污染时,应重新进行外科手消毒。

(二)洗手方法与要求

洗手之前应先摘除手部饰物,并修剪指甲,长度应不超过指尖;取适量的清洁剂清洗双手、前臂和上臂下 1/3,并认真揉搓。清洁双手时,应注意清洁指甲下的污垢和手部皮肤的皱褶处;流动水冲洗双手、前臂和上臂下 1/3;使用干手物品擦干双手、前臂和上臂下 1/3。

(三)外科手消毒方法

1.冲洗手消毒方法

取适量的手消毒剂涂抹至双手的每个部位、前臂和上臂下 1/3,并认真揉搓 2~6 分钟,用流动水冲净双手、前臂和上臂下 1/3,无菌巾彻底擦干。流动水应达到相关要求。特殊情况水质达不到要求时,手术医师在戴手套前,应用醇类手消毒剂在消毒双手后戴手套。手消毒剂的取液量、揉搓时间及使用方法遵循产品的使用说明。

2.免冲洗手消毒方法

取适量的免冲洗手消毒剂涂抹至双手的每个部位、前臂和上臂下 1/3,并认真揉搓直至消毒剂干燥。手消毒剂的取液量、揉搓时间及使用方法遵循产品的使用说明。

(四)外科手消毒产品的选择

美国强调持续杀菌能力,欧盟强调杀真菌能力,我国已有的手消毒剂卫生标准并未对此有特殊要求。在美国,评估其减少手部细菌的能力:①洗手后即刻;

②戴手套后 6 小时(持久活性);③多次使用 5 天后(累积活性)。美国推荐的指南中,即刻和持久活性被认为是最重要的,外科手消毒产品应该能显著降低完整皮肤上的微生物,含有无刺激性的消毒剂,拥有广谱抗菌、快速、持久活性。

(五)外科手消毒设施

(1)应配置洗手池。洗手池设置在手术间附近,水池大小、高矮适宜,能防止洗手水溅出,池面应光滑无死角易于清洁。洗手池应每天清洁与消毒。

(2)洗手池及水龙头的数量应根据手术间的数量设置,水龙头数量应不少于手术间的数量,水龙头开关应为非手触式。

(3)应配备清洁剂。肥皂应保持清洁与干燥。盛放皂液的容器宜为一次性使用,重复使用的容器应每周清洁与消毒。皂液有浑浊或变色时及时更换,并清洁、消毒容器。

(4)应配备清洁指甲用品;可配备手卫生的揉搓用品。如配备手刷,手刷应柔软,并定期检查,及时剔除不合格手刷。

(5)手消毒剂应在卫生行政部门备案,在有效期内使用。

(6)手消毒剂的出液器应采用非手触式。消毒剂宜采用一次性包装,重复使用的消毒剂容器应每周进行清洁与消毒。

(7)应配备干手物品。干手巾应每人一用,用后清洁、灭菌;盛装消毒巾的容器应每次清洗、灭菌。

(8)应配备计时装置、洗手流程及说明图。

(六)注意事项

(1)不应戴假指甲,保持指甲和指甲周围组织的清洁。

(2)在整个手消毒过程中应保持双手位于胸前并高于肘部,使水由手部流向肘部。

(3)洗手与消毒可使用海绵、其他揉搓用品或双手相互揉搓。

(4)术后摘除外科手套后,应用肥皂(皂液)清洁双手。

(5)用后的清洁指甲用具、揉搓用品如海绵、手刷等,应放到指定的容器中;揉搓用品应每人使用后消毒或者一次性使用;清洁指甲用品应每天进行清洁与消毒。

二、卫生手的消毒

卫生手消毒是指手的预防性消毒的过程。医务人员用手消毒剂揉搓双手,以减少手部暂居菌的过程。

(一)原则

洗手与卫生手消毒应遵循以下原则：①手部有血液或其他体液等肉眼可见的污染时，应用肥皂（皂液）和流动水洗手；②手部没有肉眼可见的污染时，宜使用速干手消毒剂消毒双手代替洗手；③医务人员在下列情况时应先洗手，然后进行手卫生消毒：接触患者的血液、体液和分泌物以及被传染性致病微生物污染的物品后；直接为传染病患者进行检查、治疗、护理或处理传染患者污物之后。

(二)规范

我国 WS/T 313－2009《医务人员手卫生规范》规定在下列情况下，医务人员可根据上述原则选择洗手或使用速干手消毒剂。

(1)直接接触每个患者前后，从同一患者身体的污染部位移动到清洁部位时。

(2)接触患者黏膜、破损皮肤或伤口前后，接触患者的血液、体液、分泌物、排泄物、伤口敷料等之后。

(3)穿脱隔离衣前后，摘手套后。

(4)进行无菌操作，接触清洁、无菌用品之前。

(5)接触患者周围环境及物品后。

(6)处理药物或配餐前。

(三)方法

医务人员卫生手消毒应遵循以下方法：

(1)取适量的速干手消毒剂于掌心。

(2)每个步骤认真揉搓双手至少 15 秒，应注意清洗双手所有皮肤，包括指背、指尖和指缝，具体揉搓步骤为：①掌手相对，手指并拢，相互揉搓；②手心相对，双手交叉指缝相互揉搓，交换进行；③掌心相对，双手交叉指缝相互揉搓；④弯曲手指使关节在另一手掌心旋转揉搓，交换进行；⑤右手握住左手大拇指旋转揉搓，交换进行；⑥将 5 个手指尖并拢放在另一手掌心旋转揉搓，交换进行。

(3)揉搓时保证手消毒剂完全覆盖手部皮肤，直至手部干燥。

(四)卫生手消毒设施

应配备合格的速干手消毒剂，并应方便医务人员使用。卫生手消毒剂应符合下列要求：①应符合国家有关规定；②宜使用一次性包装；③医务人员对选用的手消毒剂应有良好的接受性，手消毒剂无异味、无刺激性等。

三、手消毒剂的进展

手消毒剂是应用于手消毒的化学制剂,如乙醇、异丙醇、氯己定、碘伏等。

(一)醇类

当手未被致病菌明显玷污时,醇类手消毒剂是国际权威卫生机构推荐使用的最佳手部卫生用品。目前大多数以醇类为基础的手消毒剂含有乙醇、丙醇或异丙醇或2种成分的复方。醇类的抗菌活性主要是使蛋白质变性。60%～80%的醇类抗菌活性最强,浓度越高,有效性越低,这主要是由于蛋白质在缺水的情况下不容易变性。醇类在体外实验中对革兰阳性和革兰阴性菌(包括多种耐药菌如 MRSA 和 VRE)、结核菌和多种霉菌都有非常好的杀菌作用,然而对芽孢和原生动物虫卵没有活性。乙醇很容易灭活亲脂性病毒和许多亲水性病毒(如腺病毒、鼻病毒和轮状病毒,但不包括甲型肝炎病毒,对乙型肝炎病毒的杀灭效果尚有争议),杀灭真菌孢子则需要适当延长时间。

醇类不是好的清洁剂,当手脏或有明显可视的含蛋白质的物质时,不推荐使用醇类,建议使用肥皂和水洗手。醇类用于皮肤能快速杀菌,但是没有持久(残留)活性。氯己定、季铵盐或三氯生加入醇类配方可产生持久活性。频繁使用乙醇进行手消毒会导致皮肤干燥,除非加入保湿剂和其他护肤因子。例如,解决乙醇干燥的问题可以通过添加1%～3%的甘油和其他护肤因子。即使含有保湿剂,耐受度较好的醇类手消毒剂也会引起破损(切口、磨损)皮肤的刺痛。伴有浓烈香味的醇类手消毒剂会导致很多呼吸道过敏的医护人员难以耐受。醇类手卫生产品受很多因素的影响,包括醇类的种类、浓度、接触时间、使用乙醇的量和使用醇类时手是否湿润等,少量(0.2～0.5 mL)乙醇洗手并不比普通肥皂和水洗手更有效。用于手消毒的理想乙醇量未知,可能因为配方有所不同。然而通常如果揉搓双手不到10～15秒双手感觉干,则说明使用乙醇的量不够。乙醇性湿纸巾只含有少量乙醇,与肥皂和水比较有效性并不高。

医院中常用的醇类手消毒液包括液体剂、凝胶和泡沫剂。很少有数据显示各种类型手消毒剂的相对有效性。一个小型研究发现乙醇类凝胶在降低医护人员手部菌落的有效性方面低于液体剂。最近研究发现相同的结论,液体剂在降低医护人员手部菌落上显著优于测试凝胶。但目前已经发现新一代的凝胶配方比以前的版本有更好的抗菌有效性。更多的关于乙醇液体和凝胶对降低医院相关性感染的有效性研究有待开展。此外值得考虑的是医务人员的依从性,即如果体外实验有效性低的凝胶使用更加广泛,则其总体使用效果也许更好。

尽管醇类手消毒剂具有显见的益处,但它确实存在局限性,最突出的一点是醇类手消毒剂使用后不能从手上移走污垢和其他污物,也不能杀死类似炭疽或艰难梭菌之类的细菌孢子。最新的研究重点是提高手消毒剂对难杀死、无包膜病毒的效果。已经有几项研究报告描述了醇类手消毒剂在杀死无包膜病毒方面的有效性,这些手消毒剂均是在醇消毒的基础上,增添了可加强醇对特殊病毒杀灭效果的成分。

(二)氯己定

氯己定本身难溶于水,但其葡萄糖酸的形式是水溶性的。抗菌活性似乎是黏附并破坏细胞浆膜,导致细胞内容物沉淀。氯己定的即刻抗菌活性比乙醇慢。它具有很好的抗革兰阳性菌作用,对革兰阴性和霉菌的作用较弱,对分枝杆菌作用小,对芽孢无效。体外实验显示对有包膜的病毒如疱疹病毒、HIV、巨细胞病毒、流感病毒和呼吸道合胞病毒有效,但明显对无膜的病毒如轮状病毒、肠道病毒和腺病毒有效性较低。氯己定的抗菌活性不受有机物质包括血液的影响。因为氯己定是阳离子分子,它的活性会被天然肥皂、各种无机阴离子、阴离子的表面活性剂及含阴离子乳化剂的护手霜减弱。葡萄糖酸氯己定已被大量用于手卫生产品。氯己定通过皮肤吸收很少见。使用1%及以上浓度的氯己定应注意避免接触眼睛,因为氯己定可以导致结膜炎和严重的角膜损伤。因为耳毒性,应避免在内耳和中耳的手术中使用。应避免和脑组织与脑膜接触。皮肤刺激和浓度有关,频繁使用4%氯己定洗手易导致皮炎。变态反应不常见。偶然的几起医院感染暴发和氯己定污染有关。氯己定耐药也有报道。

氯己定具有明显的残留活性。低浓度(0.5%~1%)的氯己定加上乙醇比单纯乙醇具有显著的残留活性,且氯己定具有很好的安全性。目前医院使用的手消毒剂,多数是乙醇与氯己定的复合制剂,除了这两种主要成分,还有很多其他的成分,如护肤成分等。复合制剂可以增加消毒效果。因为乙醇作用快,但持续时间短;而氯己定作用起效慢,但持续时间较长,两者合用可以互补。外科手消毒用有效含量≥2 g/L氯己定-乙醇(70%,体积比)溶液,使用方法及作用时间应遵循产品使用说明。

(三)氯二甲酚

氯二甲酚的抗菌作用是使细菌的酶明显失活,并破坏细胞壁。体外实验对革兰阳性和革兰阴性菌、分枝杆菌和许多病毒有同等的活性作用。氯二甲酚对铜绿假单胞菌的作用较小,加入二胺四乙酸乙醇(EDTA)可以增加对假单胞菌属和其他病原体的活性。

过去 25 年来,很少有关于氯二甲酚用于医护人员的文章发表,研究的结论有时也是相互矛盾的。将氯二甲酚用于外科洗手,有报道称,3%氯二甲酚和4%葡萄糖酸氯己定相比较具有即刻和持久活性。而另外有研究发现氯二甲酚的即刻和持久活性比葡萄糖酸氯己定和碘伏差。不同研究之间的分歧可能是由于所含浓度、配方的不一致性或是否含有 EDTA 所致。有研究总结认为氯二甲酚作用没有葡萄糖酸氯己定和碘伏快,而残留活性比葡萄糖酸氯己定弱。

氯二甲酚的活性受有机物的影响较小,但易被非离子表面活性剂中和。氯二甲酚一般耐受性较好,相关过敏不常见;会被皮肤吸收;有效浓度为0.3%～3.75%。

(四)六氯酚

六氯酚是双酚类化合物,包括 2 个酚基团和 3 个氯。20 世纪 50 年代和60 年代初,3%的六氯酚被广泛用于卫生洗手、外科洗手和医院内新生儿洗澡。抗菌活性和引起微生物重要酶系统失活有关。六氯酚是抑菌剂,对金黄色葡萄球菌有很好的作用,但对革兰阴性杆菌、霉菌和分枝杆菌的作用较弱。

对六氯酚用于洗手和术前消毒液的研究证实单次洗手后已有适当的作用。多次使用后六氯酚有几小时的持久活性,并逐渐降低手上的菌落(累积效应)。事实上重复使用3%六氯酚,药物会被皮肤吸收,婴儿洗澡和常规使用 3%六氯酚洗手,血液六氯酚水平为(1～6)/100 000。早在 20 世纪 70 年代,婴儿使用六氯酚洗澡有时会产生神经毒性(黄斑变性)。结果 1972 年美国 FDA 警告六氯酚不能再用于婴儿洗澡。而医院内不再使用六氯酚为婴儿洗澡后,大量的调查发现和医院相关的金黄色葡萄球菌感染事件明显上升了。很多例子说明重新使用六氯酚为婴儿进行洗澡后,感染的发生率下降。然而目前的指南建议不要使用六氯酚为婴儿洗澡,因为存在潜在的神经毒性。美国 FDA 未将六氯酚归于安全和有效的抗菌消毒剂,因为皮肤吸收率和毒性作用高,含有六氯酚的产品应该避免被使用。

(五)碘和碘伏

从 1800 年起,碘已经被广泛认为是有效的消毒剂。然而因为碘会刺激皮肤及引起皮肤着色问题,碘伏因其杀菌有效性已基本替代碘。

碘分子快速渗透细胞壁,导致蛋白合成困难和细胞膜改变。碘伏为有效碘、碘化物或三碘化物和高分子聚合物。碘分子的量("游离碘")确定了碘伏的抗菌活性。碘和各种聚合物结合可以提高碘的溶度,并可促进碘离子持续释放,降低皮肤的刺激。碘伏的抗菌活性会受到 pH、温度、暴露时间、有效碘浓度、有机物和无机物化合物(如乙醇和清洁剂)的影响。

碘和碘伏对革兰阳性、革兰阴性菌和很多芽孢形式的细菌(梭菌属、杆菌属)有效,对分枝杆菌、病毒和霉菌也有效。然而用于消毒的碘伏浓度通常不能杀死芽孢。人体实验已经证实这类消毒剂可以降低可能来源于医护人员手上的微生物。在美国 FDA 中将 5%～10% 的碘伏归为安全和有效的医护人员手消毒剂。碘伏使用后的持久活性有很多争议。有研究显示持久活性为 6 小时,但是很多其他的研究证实使用碘伏洗手后持久活性为 30～60 分钟。在人体实验中,碘伏的活性会被有机物如血液或唾液显著性降低。大多数用于手卫生的碘伏含有 7.5%～10% 聚维酮碘。含更低浓度聚维酮碘的碘伏也有很好的抗菌活性,稀释会提高游离碘的浓度。然而游离碘的量越大,对皮肤刺激性也越大。碘伏对皮肤的刺激和产生的变态反应比碘少,但是比其他消毒剂在手卫生中引起的接触性皮炎要多。偶尔由于工艺原因会出现革兰阴性杆菌的污染,并导致感染的暴发或假暴发。外科手消毒用碘伏消毒液原液擦拭揉搓作用至少 3 分钟。

(六)季铵盐类化合物

尽管美国 FDA 在 1994 年颁布的暂定最终规范中将季铵盐类归于"种类Ⅲ"(即效率不高)的活性物种类,但仍有几种市售的手消毒剂以苯扎氯胺或苯扎溴铵作为活性物。专家一般将季铵盐类手消毒剂定位为替代醇类手消毒剂、无灼烧感的手消毒剂,或满足使用者偶发性或有意的潜在消费需求,这些都是季铵盐类的正面作用,但有效性和对皮肤的刺激性或敏感性(变态反应)是其不足之处,尚需得到进一步的科学论证。

季铵盐类的抗菌活性归因于它对胞质膜的吸附性并导致低分子量胞质成分的缺失。季铵盐是最早用于抑制细菌和真菌的季铵葡萄糖苷类化合物。季铵盐对革兰阳性菌的杀灭作用优于对革兰阴性菌,对分枝杆菌和真菌的抑活性则相对较弱,对脂包膜病毒的作用也不大。由于季铵盐的作用部位瞄准了细胞膜,因而它们对非包膜病毒也没有活性。其抗菌活性会受到有机物的影响,并且可能被阴离子表面活性剂和非离子表面活性剂、水、蛋白质和其他物质所中和。

通常季铵盐化合物耐受性较好。不过由于对革兰阴性菌的作用弱,苯扎氯胺有可能会被这一类细菌污染。大量感染的暴发与季铵盐化合物被革兰阴性菌污染有关。因为这个原因,美国最近 20 年已很少使用该类化合物作为手消毒剂了。然而更新的苯扎氯胺和苯扎溴胺洗手产品已经被推广用于医护人员洗手。最近在外科 ICU 医护人员中作临床研究发现用含有季铵盐化合物的产品擦手，效果与用肥皂和水洗手相似，但两者的效果都比乙醇性手消毒剂差。

（七）三氯生

三氯生在水中的溶解性差，但易溶于醇类。三氯生可通过损害细胞膜杀死微生物。三氯生有一定的抗菌谱，但是偏向于抑菌。最小抑菌浓度为 $0.1 \sim 10\ \mu g/mL$，而最小杀菌浓度为 $25 \sim 500\ \mu g/mL$。在较低浓度下，三氯生就能表现出抑菌性，并对烯酰还原酶具有靶向性，而烯酰还原酶是生物体进行脂肪酸合成的重要物质。三氯生对革兰阳性菌（包括 MRSA）的作用强于革兰阴性杆菌（尤其是铜绿假单胞菌），除了对革兰阳性和革兰阴性菌具有低活性外，对大多数细菌均表现出广谱抗菌性。三氯生对分枝杆菌和假丝酵母菌属有一定的活性，但是对细丝真菌的活性较弱。从配方角度考虑，三氯生的水溶性相当差，而且倾向于随表面活性剂进入胶束。因此，很难在配方中维持其抗菌活性。目前关于三氯生的数据许多被用来评价含三氯生手消毒产品的有效性，但几乎没有什么数据是用来支持三氯生用于免洗产品。由于三氯生的环境累积性和存在的潜在健康危险性引起了广泛的注意，美国 FDA 已禁止此类产品用于普通民用洗手液和沐浴液。

大量研究发现三氯生对细菌菌落的降低数比氯己定、碘伏和乙醇产品低。就像氯己定，三氯生也有皮肤上的持久活性。它在医疗产品中的活性会受 pH、表面活性因子或保湿剂和部分配方中离子的影响。三氯生的活性不受有机物的影响，但可能会受某些配方中表面活性因子的凝胶形态的影响。大多数浓度低于 2% 的三氯生都有很好的耐受性并很少引起变态反应。很多报道认为提供含三氯生的产品给医护人员手消毒可以减少 MRSA 引起的感染。三氯生对革兰阴性杆菌缺乏足够的抗菌活性，会导致偶然有三氯生被污染的报道。

（八）其他消毒剂

100 多年前已有研究证实使用次氯酸洗手对降低产妇由于产褥感染而导致的病死有重要意义，并有研究发现用 4% 次氯酸溶液洗手大约 5 分钟直至手部光滑，其有效性是 60% 异丙醇使用 1 分钟的 30 倍。然而次氯酸反复使用会对皮肤造成严重刺激，并且气味难闻，所以现在已很少用于手卫生。

美国 FDA 正在评估大量用于临床消毒的消毒剂，然而没有对其用于医护人员的手卫生作出足够的评估。传统不同浓度的消毒剂（如低浓度的碘伏）或新成分的消毒剂产品可能被推广用于医护人员手消毒。例如,初步研究已经证实,在乙醇中加入含银的聚合体在动物和人体身上有持久活性。体外实验具有很好活性的化合物必须做人体实验以证实它能够去除医护人员手上的常驻菌和暂驻菌。

第五节　隔　离　技　术

隔离是将传染病患者或高度易感人群安置在指定的地方,以暂时避免与周围人群接触的措施。对传染病患者采取的隔离称为传染性隔离,对易感人群采取的隔离称为保护性隔离。隔离是预防医院感染的重要措施之一,护理人员应熟练掌握并善于应用有关的隔离技术。

一、口罩的使用

口罩具有吸附、隔滤病菌的功能,使用口罩可以有效保护患者和工作人员。

(一)目的

(1)保护患者、呼吸道传染性疾病的易感人群以及医护人员,避免交叉感染。

(2)防止飞沫污染无菌物品、伤口及清洁物品。

(二)评估

佩戴口罩的目的,口罩大小及类型。

(三)操作要点

要点如下:①洗手;②握住口罩上方,用口罩罩住口鼻,带子在头上或耳后及颈部打活结。

(四)注意事项

(1)根据不同的需要选用不同种类的口罩。口罩一般可分为纱布口罩、外科口罩、医用防护口罩。一般诊疗活动可选用纱布口罩或外科口罩,手术室工作或护理免疫功能低下患者、进行体腔穿刺等操作时可选用外科口罩,接触经空气传播或近距离接触经飞沫传播的呼吸道传染病患者时可选用医用防护口罩。

(2)口罩应大小适宜,佩戴时全部罩住口鼻部。

(3)戴上口罩后,口罩不可以悬挂于胸前,不可以用污染的手接触口罩。

(4)始终保持口罩的清洁干燥。一般情况下,口罩使用4～8小时后应更换;使用一次性口罩时间不得超过4小时。当口罩潮湿、有血渍或飞沫等异物污染或可疑污染、每次接触严密隔离的传染病患者后,应立即更换。

二、手消毒

(一)洗手

1.目的

洗去污垢、皮屑及暂存细菌,减少将病原体带给患者、物品及个人的机会。每次护理患者前后、执行无菌操作、取用清洁物品前及接触污物后均应洗手。

2.用物

皂液、纸巾或暖风吹手设备、流动自来水及水池设备。

3.操作要点

(1)洗手前取下手表及饰物。

(2)打开水龙头,湿润双手。

(3)取皂液,按照七步洗手法进行:①掌心相对,手指并拢,相互搓擦;②手心对手背沿指缝相互搓擦,交换进行;③掌心相对,双手交叉指缝相互搓擦;④一只手握住另一只手大拇指旋转搓擦,交换进行;⑤弯曲各手指使关节在另一手掌心旋转搓擦,交换进行;⑥将5个手指并拢放在另一手掌心旋转搓擦,交换进行;⑦一只手握住另一手腕,旋转搓擦,交换进行。

(4)流动水冲洗干净。

(5)双手自然干燥、洁净纸巾擦干或烘干双手。

(二)刷手

1.目的

避免感染及交叉感染,避免污染无菌物品或清洁物品。

2.用物

无菌手刷、刷手液、无菌纸巾或小毛巾、流动自来水及水池设备。

3.操作要点

(1)戴口罩、取下手表,卷袖过肘。

(2)刷手:用手刷蘸刷手液自指尖、手背、手掌及前臂用旋转的方法刷洗。衣服不可接触水池,也不可溅湿衣服。

(3)每只手至少刷洗30秒后用流动水冲洗,再重新刷洗1次。

(4)再按第2步重新刷手1次。冲洗时,腕部应高于肘部,让水由指尖流向手臂,不使污水倒流。

(5)刷手后将双手悬空举在胸前。

(6)用无菌巾擦干双手。

三、穿脱隔离衣

(一)目的

保护患者及工作人员,避免交叉感染及自身感染;防止病原体的传播。

(二)用物

准备隔离衣。

(三)操作要点

1.穿隔离衣

(1)洗手,戴口罩、帽子,取下手表,卷袖过肘。

(2)手持衣领取下隔离衣,两手将衣领的两端向外折,使清洁面向着自己,并露出袖子内1/3。

(3)伸左臂入袖,举起手臂,将衣袖抖上;用左臂持衣领,依法穿上右臂袖子。

(4)两手持衣领,由领子中央顺着边缘向后将领扣扣好,再扣好袖扣。

(5)解开腰带,两手分别将隔离衣的两边向前拉,直至触到两侧边缘的标志后用手捏住,两手在背后将两侧边缘对齐,向一侧折叠,以一手按住,另一手将腰带拉至背后压住折叠处,将腰带在背后交叉,再回到前面打一活结。

(6)扣上隔离衣后缘下部的扣子。

2.脱隔离衣

(1)解松后缘下部的扣子,解松腰带,在前面打一活结。

(2)解开两袖扣,在肘部将部分袖子塞入工作服下,使两手露出。

(3)泡手、刷手。

(4)解开领口,左手伸入右侧袖口内拉下衣袖过手,再用衣袖遮住的右手在外面拉下左手衣袖过手,两手在袖内解开腰带,两手轮换握住袖子,手臂逐渐推出。

(5)用右手自衣内握住肩缝,随即用左手拉住衣领,使隔离衣两边对齐,挂在衣架上。

(6)不再穿的隔离衣将清洁面向外卷好,投入污衣桶。

(四)注意事项

(1)穿隔离衣前,应准备好工作中所需的所有物品。

（2）隔离衣应长短合适，必须全部覆盖工作服。

（3）隔离衣应每天更换，如有破损或潮湿应立即更换，接触不同病种患者时也应更换隔离衣。

（4）穿脱隔离衣时，应避免污染衣领和清洁面。

（5）穿隔离衣后只限在规定区域内进行工作，不允许进入清洁区，避免接触清洁物品。

（6）穿好隔离衣后，双臂应保持在腰部以上，视线范围内。

四、床单位终末消毒

（一）目的

对转科、出院或死亡患者单位、用物和医疗器械进行彻底消毒。

（二）操作要点

（1）将污被服撤下，送洗衣房清洗。

（2）床垫、棉被、枕芯等放于日光下曝晒 6 小时，或用紫外线照射消毒，或送洗衣房拆洗。

（3）病床、床旁桌椅用消毒液擦拭。

（4）食具、脸盆等煮沸消毒或用消毒液擦拭，暖瓶用消毒液擦拭。

（5）病室开门窗通风或消毒液喷洒。

（6）传染病患者按传染病出院消毒法处理。

（7）终末消毒处理后，铺好备用床准备迎接新患者。

第三章

清 洁 护 理

第一节 口 腔 护 理

一、卧床患者

(一)目的

保持患者口腔清洁,预防口腔感染;观察口腔黏膜和舌苔有无异常,便于了解病情变化。

(二)操作前准备

1.告知患者及家属

告知操作目的、方法、注意事项,指导患者操作过程中的配合。

2.评估患者

(1)病情、意识状态、自理能力、治疗情况、合作程度。

(2)口唇、口腔黏膜、牙龈、舌苔状况;有无活动性义齿。

3.操作护士

着装整洁、修剪指甲、洗手、戴口罩。

4.物品准备

治疗车、治疗盘、口腔护理包、口腔护理液、温开水、一次性多用巾(或毛巾)、手电筒、隔离衣、快速手消毒剂、消毒桶、污物桶;遵医嘱备口腔用药。

5.环境

整洁、安静。

(三)操作过程

(1)穿隔离衣,携用物至患者床旁,核对腕带及床头卡。

（2）协助患者取适宜体位、头偏向操作者。

（3）颌下垫多用巾，放置弯盘。

（4）温水棉球湿润口唇。

（5）药液棉球擦拭牙齿表面、颊部、舌面、舌下及硬腭部。

（6）清点棉球，温开水漱口。

（7）擦净面部，观察口腔情况，必要时遵医嘱用药。

（8）撤去多用巾。

（9）整理床单位，协助患者恢复舒适体位。

（10）整理用物，按医疗垃圾分类处理用物。

（11）脱隔离衣。

（12）擦拭治疗车。

（13）洗手、记录、确认医嘱。

（四）注意事项

（1）擦拭过程中，动作应轻柔，特别是对有凝血功能障碍的患者，应防止碰伤黏膜及牙龈。

（2）有活动性义齿的患者协助清洗义齿。

（五）评价标准

（1）患者和家属知晓护士告知的事项，对服务满意。

（2）患者感觉舒适、口腔清洁，黏膜、牙齿无损伤。

（3）遵循查对制度，符合标准预防原则。

（4）操作过程规范、安全，动作轻柔。

二、昏迷患者

（一）目的

为昏迷患者行口腔护理，使患者舒适、预防感染。

（二）操作前准备

1.告知家属

操作目的、方法。

2.评估患者

（1）病情、意识状态、自理能力、治疗情况、合作程度。

（2）口唇、口腔黏膜、牙龈、舌苔状况，有无活动性义齿。

3.操作护士

着装整洁、修剪指甲、洗手、戴口罩。

4.物品准备

治疗车、口腔护理包、口腔护理液、手电筒、遵医嘱选择口腔药物、开口器、温开水、快速手消毒剂、隔离衣、消毒桶、污物桶。

(三)操作步骤

(1)穿隔离衣,携用物至患者床旁,核对腕带、床头卡。

(2)协助患者取安全、适宜体位。

(3)颌下垫治疗巾,放置弯盘。

(4)温水棉球湿润嘴唇,牙关紧闭者使用开口器。

(5)药液棉球擦洗方法同口腔护理。

(6)温水棉球再次擦洗。

(7)清点棉球,观察口腔情况。

(8)协助患者取舒适卧位。

(9)整理用物及床单位,按医疗垃圾分类处理用物。

(10)脱隔离衣,擦拭治疗车。

(11)洗手、记录、确认医嘱。

(四)注意事项

(1)操作时避免弯钳触及牙龈或口腔黏膜。

(2)棉球不宜过湿,操作中注意夹紧棉球,防止遗留在口腔内,禁止漱口。

(3)有活动性义齿的患者协助清洗义齿。

(4)使用开口器时从第二白齿处放入。

(五)评价标准

(1)家属知晓护士告知的事项,对服务满意。

(2)遵循查对制度,消毒隔离、标准预防原则。

(3)护士操作过程规范、熟练,动作轻柔。

三、气管插管患者

(一)目的

为气管插管患者行口腔护理,使患者舒适、预防感染。

(二)操作前准备

1.告知患者和家属

操作目的、方法。

2.评估患者

(1)病情、生命体征、意识状态与合作程度。

(2)口腔黏膜有无出血点、溃疡、异味及口腔卫生状况。

(3)气管导管外露部分距门齿的长度。

3.操作护士

着装整洁、修剪指甲、洗手、戴口罩。

4.物品准备

治疗车、口腔护理包、一次性密闭式吸痰管、快速手消毒剂、隔离衣、消毒桶、污物桶等。

5.环境

整洁、安静。

(三)操作步骤

(1)穿隔离衣,携用物至患者床旁,核对腕带、床头卡。

(2)根据患者的病情,协助患者摆好体位。

(3)检查气囊压力,进行气管插管吸痰,并吸净口腔内的分泌物。

(4)测量气管导管外露部分距门齿的长度。

(5)两人配合,一人固定导管,另一人进行口腔护理(同昏迷患者口腔护理操作)。

(6)操作完毕后,将牙垫置于导管的一侧并固定,定期更换牙垫位置。

(7)再次测量气管导管外露长度和气囊压力。

(8)观察胸廓起伏情况,听诊双肺呼吸音。

(9)整理用物及床单位,按医疗垃圾分类处理用物。

(10)脱隔离衣,擦拭治疗车。

(11)洗手、记录、确认医嘱。

(四)注意事项

(1)操作前测量气囊压力。

(2)操作前后认真清点棉球数量,禁止漱口,可采取口鼻腔冲洗。

(3)检查气管导管深度和外露长度,避免移位和脱出。

（4）躁动者适当约束或应用镇静药。

（五）评价标准

（1）患者和家属能够知晓护士告知的事项，对服务满意。

（2）遵循查对制度，符合无菌技术，标准预防原则。

（3）操作过程规范、安全，动作娴熟。

第二节　头　发　护　理

一、床上梳发

（一）目的

梳发、按摩头皮，可促进血液循环，除去污垢和脱落的头发、头屑，使患者清洁舒适和美观。

（二）用物准备

治疗巾、梳子、30％乙醇溶液、纸袋（放脱落头发）。

（三）操作步骤

（1）铺治疗巾于枕头上，协助患者把头转向一侧。

（2）将头发从中间梳向两边，左手握住一股头发，由发梢逐渐梳到发根。长发或遇有打结时，可将头发绕在示指上慢慢梳理。避免强行梳拉，造成患者疼痛。如头发成团，可用30％乙醇湿润后，再小心梳理，同法梳理另一边。

（3）长发酌情编辫或扎成束，发型尽可能符合患者所好。

（4）将脱落头发置于纸袋中，撤下治疗巾。

（5）整理床单，清理用物。

二、床上洗发（橡胶马蹄形垫法）

（一）目的

同床上梳发、预防头虱及头皮感染。

（二）用物准备

治疗车上备一只橡胶马蹄形垫，治疗盘内放小橡胶单，大、中毛巾各1条，眼罩或纱布,别针,棉球 2 只(以不吸水棉花为宜),纸袋,洗发液或肥皂,梳子,小镜子,护肤霜,水壶内盛 40～45 ℃热水,水桶(接污水)。必要时备电吹风。

(三)操作步骤

(1)备齐用物携至床旁,向患者解释,以取得合作,根据季节关窗或开窗,室温以 24 ℃为宜。按需要给予便盆。移开床旁桌椅。

(2)垫小橡胶单及大毛巾于枕上,松开患者衣领向内反折,将中毛巾围于颈部,以别针固定。

(3)协助患者斜角仰卧,移枕于肩下,患者屈膝,可垫膝枕于两膝下,使患者体位安全舒适。

(4)置马蹄形垫垫于患者后颈部,使患者颈部枕于突起处,头在槽中,槽形下部接污水桶。

(5)用棉球塞两耳,用眼罩或纱布遮盖双眼或嘱患者闭上眼。

(6)洗发时先用两手掬少许水于患者头部试温,询问患者感觉,以确定水温是否合适,然后用水壶倒热水充分湿润头发,倒洗发液于手掌上,涂遍头发,用指尖揉搓头皮和头发,用力要适中,揉搓方向由发际向头顶部,使用梳子除去落发,置于纸袋中,用热水冲洗头发,直到冲净为止。观察患者的一般情况,注意保暖,洗发完毕,解下颈部毛巾,包住头发,一手托头,一手撤去橡胶马蹄垫。除去耳内棉球及眼罩,用患者自备的毛巾擦干脸部,酌情使用护肤霜。

(7)帮助患者卧于床正中,将枕、橡胶单、浴巾一起自肩下移至头部,用包头的毛巾揉搓头发,再用大毛巾擦干或电风吹干。梳理成患者习惯的发型,撤去上述用物。

(8)整理床单,清理用物。

(四)注意事项

(1)要随时观察患者的病情变化,如脉搏、呼吸、血压有异常时应立即停止操作。

(2)注意室温和水温,及时擦干头发,防止患者受凉。

(3)防止水流入眼及耳内,避免沾湿衣服和床单。

(4)虚弱患者不宜洗发。

第三节 皮肤护理

一、床上擦浴

(一)用物准备

治疗车上备:面盆 2 只、水桶 2 只(一桶盛热水,水温在 50～52 ℃,并按年龄、季节、习惯,增减水温,另一桶接污水)、治疗盘(内置小毛巾 2 条、大毛巾、浴皂、梳子、小剪刀、50％乙醇、爽身粉)、清洁衣裤及被服。另备便盆、便盆布和屏风。

(二)操作步骤

(1)推治疗车至床边,向患者解释,以取得合作。

(2)将用物放在便于操作处,关好门窗调节室温,用屏风或拉布遮挡患者,按需给予便盆。

(3)将脸盆放于床边桌上,倒入热水至盆的 2/3,测试水温,根据病情放平床头及床尾支架,松开床尾盖被。

(4)将微湿小毛巾包在右手上,为患者洗脸及颈部,左手扶患者头顶部,先擦眼,然后像写"3"字样,依次擦洗一侧额部、颊部、鼻翼部、人中、耳后下颌,直至颈部。另一侧同法操作。用较干毛巾依次擦洗一遍,注意擦净耳郭、耳后及颈部皮肤。

(5)为患者脱下衣服,在擦洗部位下面铺上浴巾,按顺序擦洗两上肢、胸腹部。协助患者侧卧,背向护士依次擦洗后颈部、背臀部,为患者换上清洁裤子。擦洗过程中,根据情况更换热水,注意擦净腋窝及腹股沟等处。

(6)擦洗的方法为先用涂肥皂的小毛巾擦洗,再用湿毛巾擦去皂液,清洗毛巾后再擦洗,最后用浴巾边按摩边擦干。动作要敏捷,为取得按摩效果,可适当用力。

(7)擦洗过程中,如患者出现寒战、面色苍白等病情变化时,应立即停止擦浴,给予适当的处理,同时注意观察皮肤有无异常。擦洗毕,可在骨突处用 50％乙醇做按摩,扑上爽身粉。

(8)整理床单,必要时梳发、剪指甲及更换床单。

(9)如有特殊情况,需做记录。

(三)注意事项

护士操作时,要站在擦浴的一边,擦洗完一边后再转至另一边,站立时两脚要分开,重心应在身体中央或稍低处,拿水盆时,盆要靠近身边,减少体力消耗;操作时要体贴患者,保护患者自尊,动作要敏捷、轻柔,减少翻动和暴露,防止受凉。

二、压疮的预防及护理

压疮是指机体局部组织由于长期受压,血液循环产生障碍,造成组织缺氧、缺血、营养不良而致的溃烂和坏死。导致活动受限的因素一般都会增加压疮的发生。常见的因素有压力、剪力、摩擦力、潮湿等。好发部位为枕部、耳郭、肩胛部、肘部、骶尾部、髋部、膝关节内外侧、外踝、足跟。

(一)预防措施

预防压疮在于消除其发生的原因。因此,要求做到勤翻身、勤按摩、勤整理、勤更换。交班时要严格细致地交接局部皮肤情况及护理措施。

1.避免局部长期受压

(1)鼓励和协助卧床患者经常更换卧位,使骨骼突出部位交替地受压,翻身间隔时间应根据病情及局部受压情况而定。一般2小时翻身1次,必要时1小时翻身1次,建立床头翻身记录卡。

(2)保护骨隆突处和支持身体空隙处,将患者体位安置妥当后,可在身体空隙处垫软枕、海绵垫。需要时可垫海绵垫、气垫褥、水褥等,使支持体重的面积宽而均匀,作用于患者身上的正压及作用力分布在一个较大的面积上,从而降低在隆突部位皮肤上所受的压强。

(3)对使用石膏、夹板、牵引的患者,衬垫应平整、松软适度,尤其要注意骨骼突起部位的衬垫,要仔细观察局部皮肤和肢端皮肤颜色改变的情况,认真听取患者反映,适当给予调节,如发现石膏绷带凹凸不平,应立即报告医师,及时修正。

2.避免潮湿、摩擦及排泄物的刺激

(1)保持皮肤清洁干燥。大小便失禁、出汗及分泌物多的患者应及时擦干,以保护皮肤免受刺激。床铺要经常保持清洁干燥,平整无碎屑,被服污染了要随时更换。不可让患者直接卧于橡胶单上。小儿要勤换尿布。

(2)不可使用破损的便盆,以防擦伤皮肤。

3.增进局部血液循环

对易发生压疮的患者,要常检查,用温水擦澡、擦背或用湿毛巾行局部按摩。

（1）手法按摩：①全背按摩，协助患者俯卧或侧卧，露出背部，先以热水进行擦洗，再以两手或一手沾上少许 50％乙醇按摩。按摩者斜站在患者右侧，左腿弯曲在前，右腿伸直在后，从患者骶尾部开始，沿脊柱两侧边缘向上按摩（力量要能够刺激肌肉组织），至肩部时用环状动作。按摩后，手再轻轻滑至尾骨处。此时，左腿伸直，右腿弯曲，如此有节奏地按摩数次，再用拇指指腹由骶尾部开始沿脊柱按摩至第 7 颈椎。②受压处局部按摩：沾少许 50％乙醇，以手掌大、小鱼际紧贴皮肤，压力均匀向心方向按摩，由轻至重，由重至轻，每次 3～5 分钟。

（2）电动按摩器按摩：电动按摩器是依靠电磁作用，引导治疗器头震动，以代替各种手法按摩，操作者持按摩器根据不同部位选择合适的按摩头，紧贴皮肤，进行按摩。

4.增进营养的摄入

营养不良是导致压疮的内因之一，又可影响压疮的愈合。蛋白质是身体修补组织所必需的物质，维生素也可促进伤口愈合，因此在病情允许时可给予高蛋白、高维生素膳食，以增进机体抵抗力和组织修复能力。此外，适当补充矿物质，可促进慢性溃疡的愈合。

（二）压疮的分期及护理

1.可疑深部组织损伤期

皮下软组织受到压力或剪切力的损害，局部皮肤完整但可出现颜色改变，如紫色或褐红色，或导致充血的水泡，与周围组织比较，这些受损区域的软组织可能有疼痛、硬块、黏糊状的渗出、潮湿、发热或冰冷。

2.淤血红润期

在骨隆突处皮肤出现压之不褪色的局限红斑，但皮肤完整，深色皮肤可能没有明显的苍白改变，但其颜色可能和周围的皮肤不同。此期应采取积极措施，防止局部继续受压，使之悬空，避免摩擦潮湿等刺激，保持局部干燥，增加翻身次数。由于此时皮肤已受损，故不提倡局部按摩，防止造成进一步的损害。

3.炎性浸润期

部分真皮厚度的缺失呈现为一个浅的开放性溃疡，并且有一个粉红色的损伤部位，无组织脱落，也可呈现一个完整的或开放或破裂的充血性水疱。此期应保护皮肤，避免感染。除继续加强上述措施外，对未破的小水疱应减少摩擦，防止感染，让其自行吸收；大水疱用无菌注射器抽出水疱内液体（不剪表面）后，表面涂以 2％碘酒或用红外线照射，每次 15 分钟，保持创面干燥。

4.浅度溃疡期

全层伤口失去全层皮肤组织,除了骨肌腱或肌肉尚未暴露处,可见皮下组织有坏死组织脱落,但坏死组织的深度不太明确,可能有潜行和窦道。此期应清洁疮面,促进愈合。避免局部组织继续受压,保持局部清洁、干燥。可采用物理疗法。无感染的疮面还可采用新鲜鸡蛋内膜、骨胶原膜、纤维蛋白膜等贴于疮面治疗。

5.坏死溃疡期

失去全层皮肤组织,伴骨头、肌腱或肌肉外露,局部可出现坏死组织脱落或焦痂,有潜行、窦道。此期需要去除坏死组织,保持引流通畅,促进肉芽组织生长。

6.难以分期的压疮

全层伤口,失去全层皮肤组织,溃疡的底部腐烂(黄色、黄褐色、灰色、绿色、褐色)和/或痂皮(黄褐色、黄色、黑色)覆盖。只有将腐痂或痂皮充分去除,才能确定真正的深度和分期。如果踝部或足跟的焦痂是稳定的(干燥、黏附牢固、完整且无发红或波动),可以作为身体的自然(或生物学)屏障,不应去除。

第四节　会阴部护理

一、目的

保持清洁,清除异味,预防或减轻感染,增进舒适,促进伤口愈合。

二、用物准备

便盆、屏风、橡胶单、中单、清洁棉球、大量杯、镊子、浴巾、毛巾、水壶(内盛50~52 ℃的温水)、清洁剂或呋喃西林棉球。

三、操作方法

(一)男患者会阴的护理

(1)携用物至患者床旁,核对后解释。

(2)患者取仰卧位。为遮挡患者可将浴巾折成扇形盖在患者的会阴部及腿部。

（3）带上清洁手套，一手提起阴茎，一手取毛巾或用呋喃西林棉球擦洗阴茎头部、下部和阴囊。擦洗肛门时，患者可取侧卧位，护士一手将臀部分开，一手用浴巾将肛门擦洗干净。

（4）为患者穿好衣裤，根据情况更换衣、裤、床单。整理床单，患者取舒适卧位。

（5）整理用物，清洁整齐，记录。

（二）女患者会阴部护理

（1）将用物放至患者床旁，核对后解释。

（2）患者取仰卧位。为遮挡患者可将浴巾折成扇形盖在患者的会阴部及腿部。

（3）先将橡胶单及中单置于患者臀下，再置便盆于患者臀下。

（4）护士一手持装有温水的量杯，一手持夹有棉球的大镊子，边冲水边用棉球擦洗。

（5）冲洗后擦干各部位。撤去便盆及橡胶单和中单。

（6）为患者穿好衣裤，根据情况更换衣、裤、床单。整理床单，患者取舒适卧位。

（7）整理用物，清洁整齐，记录。

四、注意事项

（1）操作前应向患者说明目的，以取得患者的合作。

（2）在执行操作的原则上，尽可能尊重患者习惯。

（3）注意遮挡患者，保护患者隐私。

（4）冲洗时从上至下。

（5）操作完毕应及时记录所观察到的情况。

第四章

休息与睡眠的护理

第一节 休 息

休息是指在一段时间内,通过相对地减少机体活动,使身心放松,处于一种没有紧张和焦虑的松弛状态。休息包括身体和心理两方面的放松,通过休息,可以减轻疲劳和缓解精神紧张。

一、休息的意义和方式

(一)休息的意义

对健康人来说,充足的休息是维持机体身心健康的必要条件;对患者来说,充足的休息是促进疾病康复的重要措施。休息对维护健康具有重要的意义,具体表现为:①休息可以减轻或消除疲劳,缓解精神紧张和压力;②休息可以维持机体生理调节的规律性;③休息可以促进机体正常的生长发育;④休息可以减少能量的消耗;⑤休息可以促进蛋白质的合成及组织修复。

(二)休息的方式

休息的方式是因人而异的,取决于个体的年龄、健康状况、工作性质和生活方式等因素。对不同的人而言,休息有着不同的含义。例如,对从事脑力劳动的人而言,他的休息方式可以是散步、打球、游泳等;而对于从事这些活动的运动员来讲,他的休息反而是读书、看报、听音乐。无论采取何种方式,只要达到缓解疲劳、减轻压力、促进身心舒适和恢复精力的目的,就是有效的休息。在休息的各种形式中,睡眠是最常见也是最重要的一种。

二、休息的条件

要想得到充足的休息,应满足以下 3 个条件,即充足的睡眠、生理上的舒适和心理上的放松。

(一)充足的睡眠

休息的最基本的先决条件是充足的睡眠。充足的睡眠可以促进个体精力和体力的恢复。虽然每个人所需要的睡眠时间有较大的区别,但都有最低限度的睡眠时数,满足了一定的睡眠时数,身体才能得到充足的休息。护理人员要尽量使患者有足够的睡眠时间和建立良好的睡眠习惯。

(二)生理上的舒适

生理上的舒适也就是身体放松,这是保证有效休息的前提。因此,在休息之前必须将身体上的不适降至最低程度。护理人员应为患者提供各种舒适服务,包括祛除或控制疼痛、提供舒适的体位或姿势、协助患者搞好个人卫生、保持适宜的温湿度、调节睡眠时所需要的光线等。

(三)心理上的放松

要得到良好的休息,必须有效地控制和减少紧张和焦虑,心理上才能得到放松。患者由于生病、住院时个体无法满足社会上、职业上或个人角色在义务上的需要,加之住院时对医院环境及医护人员感到陌生,对自身疾病的担忧等,患者常常会出现紧张和焦虑。因此,护理人员应耐心与患者沟通,恰当地运用其知识和技能,提供及时、准确的服务,尽量满足患者的各种需要,才能帮助患者减少紧张和焦虑。

第二节 睡 眠

睡眠是各种休息中最自然、最重要的方式。人的一生中有 1/3 的时间要用在睡眠上。任何人都需要睡眠,睡眠可以使人的精力和体力得到恢复,可以保持良好的觉醒状态,这样人才能精力充沛地从事劳动或其他活动。睡眠对于维持人的健康,尤其是促进疾病的康复,具有重要的意义。

一、睡眠的定义

现代医学界普遍认为睡眠是一种主动过程,是一种知觉的特殊状态。睡眠时,人脑并没有停止工作,只是换了模式,虽然对周围环境的反应能力降低,但并未完全消失。通过睡眠,人的精力和体力得到恢复,睡眠后可保持良好的觉醒状态。

由此,可将睡眠定义为周期性发生的持续一定时间的知觉的特殊状态,具有不同的时相,睡眠时可相对地不做出反应。

二、睡眠原理

睡眠是与较长时间的觉醒交替循环的生理过程。目前认为,睡眠由睡眠中枢控制。睡眠中枢位于脑干尾端,它向上传导冲动,作用于大脑皮质(也称上行抑制系统),与控制觉醒状态的脑干网状结构上行激动系统的作用相拮抗,引起睡眠和脑电波同步化,从而调节睡眠与觉醒的相互转化。

三、睡眠分期

通过脑电图(EEG)测量大脑皮质的电活动、眼电图(EOG)测量眼睛的运动、肌电图(EMG)测量肌肉的状况,发现睡眠的不同阶段脑、眼睛、肌肉的活动处于不同的水平。正常的睡眠周期可分为两个相互交替的不同时相状态,即慢波睡眠和快波睡眠。成人进入睡眠后,首先是慢波睡眠,持续 80～120 分钟后转入快波睡眠,维持 20～30 分钟后,又转入慢波睡眠。整个睡眠过程中有四五次交替,越近睡眠的后期,快波睡眠持续时间越长。两种睡眠时相状态均可直接转为觉醒状态,但在觉醒状态下,一般只能进入慢波睡眠,而不能进入快波睡眠。

(一)慢波睡眠

脑电波呈现同步化慢波时相,伴有慢眼球运动,肌肉松弛但仍有一定张力,亦称正相睡眠或非快速眼球运动睡眠。在这段睡眠期间,大脑的活动下降到最低,使得人体能够得到完全的舒缓。此阶段又可分为 4 期。

1.第Ⅰ期

入睡期。这是所有睡眠时相中睡得最浅的一期,常被认为是清醒与睡眠的过渡阶段,仅维持几分钟,很容易被唤醒。此期眼球有着缓慢的运动,生理活动开始减少,同时生命体征和新陈代谢逐渐减缓,在此阶段的人们仍然认为自己是清醒的。

2.第Ⅱ期

浅睡期。此阶段的人们已经进入无意识阶段,不过仍可听到声音,仍然容易被唤醒。此期持续10～20分钟,眼球不再运动,机体功能继续变慢,肌肉逐渐放松,脑电图偶尔会产生较快的、宽大的梭状波。

3.第Ⅲ期

中度睡眠期。持续15～30分钟。此期肌肉完全放松,心搏缓慢,血压下降,但仍保持正常,难以唤醒并且身体很少移动,脑电图显示梭状波与δ波(大而低频的慢波)交替出现。

4.第Ⅳ期

深度睡眠期。持续15～30分钟。全身松弛,无任何活动,极难唤醒,生命体征比觉醒时明显下降,体内生长激素大量分泌,人体组织愈合加快,遗尿和梦游可能发生,脑电波为慢而高的δ波。

(二)快波睡眠

快波睡眠亦称异相睡眠或快速眼球运动睡眠(rapid eye movement sleep, REM sleep)。此期的睡眠特点是眼球转动很快,脑电波活跃,与觉醒时很难区分。其表现与慢波睡眠相比,是各种感觉功能进一步减退,唤醒阈值提高,极难唤醒,同时骨骼肌张力消失,肌肉几乎完全松弛。此外,这一阶段还会有间断的阵发性表现,如眼球快速运动、部分躯体抽动,同时有心排血量增加、血压上升、心率加快、呼吸加快而不规则等交感神经兴奋的表现。多数在醒来后能够回忆的生动、逼真的梦境都是在此期发生的。

睡眠中的一些时相对人体具有特殊的意义,如在NREM第Ⅳ期的睡眠中,机体会释放大量的生长激素来修复和更新上皮细胞和某些特殊细胞,如脑细胞,故慢波睡眠有利于促进生长和体力的恢复。而REM睡眠则对于学习记忆和精力恢复似乎很重要。因为在快波睡眠中,脑耗氧量增加,脑血流量增多,且脑内蛋白质合成加快,有利于建立新的突触联系,可加快幼儿神经系统成熟。同时快波睡眠对保持精神和情绪上的平衡最为重要。因为这一时期的梦境都是生动的、充满感情色彩的,此梦境可减轻、缓解精神压力,使人将忧虑的事情从记忆中消除。非快速眼球运动睡眠与快速眼球运动睡眠的比较见表4-1。

表4-1　非快速眼球运动睡眠与快速眼球运动睡眠的比较

项目	非快速眼球运动睡眠	快速眼球运动睡眠
脑电图	第Ⅰ期:低电压α节律8～12次/秒	去同步化快波
	第Ⅱ期:宽大的梭状波14～16次/秒	
	第Ⅲ期:梭状波与δ波交替	
	第Ⅳ期:慢而高的δ波1～2次/秒	

续表

项目	非快速眼球运动睡眠	快速眼球运动睡眠
眼球运动	慢的眼球转动或没有	阵发性的眼球快速运动
生理变化	呼吸、心率减慢且规则 血压、体温下降 肌肉渐松弛 感觉功能减退	感觉功能进一步减退 肌张力进一步减弱 有间断的阵发性表现：心排血量增加，血压升高，呼吸加快且不规则，心率加快
合成代谢	人体组织愈合加快	脑内蛋白质合成加快
生长激素	分泌增加	分泌减少
其他	第Ⅳ期发生夜尿和梦游	做梦且为充满感情色彩、稀奇古怪的梦
优点	有利于个体体力的恢复	有利于个体精力的恢复

四、睡眠周期

对大多数成人而言，睡眠是每 24 小时循环一次的周期性程序。一旦入睡，成人平均每晚经历 4～6 个完整的睡眠周期，每个睡眠周期由不同的睡眠时相构成，分别是 NREM 睡眠的 4 个时相和 REM 睡眠，持续 60～120 分钟，平均为 90 分钟。睡眠周期各时相按一定的顺序重复出现。这一模式总是从 NREM 第Ⅰ期开始，依次经过第Ⅱ期、第Ⅲ期、第Ⅳ期之后，返回 NREM 的第Ⅲ期然后到第Ⅱ期，再进入 REM 期，当 REM 期完成后，再回到 NREM 的第Ⅱ期（图 4-1），如此周而复始。在睡眠时相周期的任一阶段醒而复睡时，都需要从头开始依次经过各期。

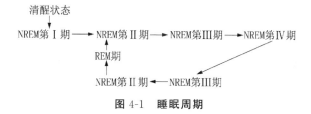

图 4-1　睡眠周期

在睡眠周期中，每一时相所占的时间比例随睡眠的进行而有所改变。一般刚入睡时，个体进入睡眠周期约 90 分钟后才进入 REM 睡眠，随睡眠周期的进展，NREM 第Ⅲ、Ⅳ时相缩短，REM 阶段时间延长。在最后一个睡眠周期中，REM 睡眠可达到 60 分钟。因此，大部分 NREM 睡眠发生在上半夜，REM 睡眠则多在下半夜。

五、影响睡眠的因素

(一)生理因素

1.年龄

通常人睡眠的需要量与其年龄成反比,但有个体差异。新生儿每天睡眠时间最长,可达 16～20 小时,成人为 7～8 小时。

2.疲劳

适度的疲劳,有助于入睡,但过度的精力耗竭反而会使入睡发生困难。

3.昼夜节律

"睡眠-觉醒"周期具有生物钟式的节律性,如果长时间频繁地夜间工作或存在航空时差,就会造成该节律失调,从而影响入睡及睡眠质量。

4.内分泌变化

妇女月经前期和月经期常出现嗜睡现象,绝经期妇女常失眠,与内分泌变化有关。

5.寝前习惯

睡前的一些行为习惯,如看报纸杂志、听音乐、喝牛奶、洗热水澡或泡脚等,当这些习惯突然改变或被阻碍时,可能使睡眠发生障碍。

6.食物因素

含有较多 L-色氨酸的食物,如肉类、乳制品和豆类都能促进入睡、缩短入睡时间,是天然的催眠剂;少量饮酒能促进放松和睡眠,但大量饮酒会干扰睡眠,使睡眠变浅;饮用含有咖啡因的浓茶、咖啡及可乐后使人兴奋,即使入睡也容易中途醒来,且总睡眠时间缩短。

(二)病理因素

1.疾病影响

几乎所有疾病都会影响睡眠。例如,各种原因引起的疼痛未能及时缓解时严重影响睡眠,精神分裂症、强迫性神经症等患者常处于过度觉醒状态。生病的人需要更多时间的睡眠来促进机体康复,却往往因为多种症状困扰或特殊的治疗限制而无法获得正常的睡眠。

2.身体不适

身体的舒适是获得休息与安睡的先决条件,饥饿、腹胀、呼吸困难、憋闷、身体不洁、皮肤瘙痒、体位不适等都是常见的影响睡眠的原因。

（三）环境因素

睡眠环境影响睡眠状况，适宜的温湿度，安静、整洁、舒适、空气清新的环境常可增进睡眠，反之则会对睡眠产生干扰。

（四）心理因素

焦虑不安、强烈的情绪反应（如恐惧、悲哀、激动、喜悦）、家庭或人际关系紧张等常常影响患者的睡眠。

（五）其他

食物摄入多少、体育锻炼情况、某些药物等也会影响睡眠形态。

六、促进睡眠的护理措施

（一）增进舒适

人们在感觉舒适和放松时才能入睡。为了使患者放松，对一些遭受病痛折磨的患者采用有效镇痛的方法；做好就寝前的晚间护理，如协助患者洗漱、排便；帮助患者处于正确的睡眠姿势，妥善安置身体各部位的导管、引流管，以及牵引、固定等特殊治疗措施。

（二）环境控制

人们睡眠时需要的环境条件包括适宜的室温和通风、最低限度的声音、舒适的床和适当的照明。一般冬季室温 18～22 ℃、夏季 25 ℃左右，相对湿度以 50%～60% 为宜；根据患者需要，睡前开窗通风，清除病房内异味，使空气清新；保持病区安静，尽量减少晚间交谈；提供清洁、干燥的卧具和舒适的枕头、被服；夜间调节住院单元的灯光。

（三）重视心理护理

多与患者沟通交流，找出影响患者休息与睡眠的心理-社会因素，通过鼓励倾诉，消除患者紧张和焦虑情绪，恢复平静、稳定的状态，提高休息和睡眠质量。

（四）建立休息和睡眠周期

针对患者的不同情况，帮助患者建立适宜的休息和睡眠周期。患者入院后，原有的休息和睡眠规律被打乱，护士应在患者醒时进行评估、治疗和常规护理工作，避免因一些非必需任务而唤醒患者，同时鼓励患者合理安排日间活动，适当锻炼。

(五)尊重患者的睡眠习惯

病情允许的情况下,护理人员应尽可能根据患者就寝前的一些个人习惯,选择如提供温热饮料,允许短时间的阅读、听音乐,协助沐浴或泡脚等方式促进睡眠。

(六)健康教育

使患者了解睡眠对健康与康复的重要作用,身心放松的重要意义和一些促进睡眠的常用技巧。与患者一起讨论有关休息和睡眠的知识,分析困扰患者睡眠的因素,针对具体情况给予相应指导,帮助患者建立有规律的生活方式,养成良好的睡眠习惯。

第五章

生命体征的评估与护理

第一节 体　温

体温由三大营养物质糖、脂肪、蛋白质氧化分解而产生。50％以上迅速转化为热能,50％贮存于三磷酸腺苷(ATP)内,供机体利用,最终仍转化为热能散发到体外。正常人体的温度是由大脑皮质和丘脑下部体温调节中枢所调节(下丘脑前区为散热中枢,下丘脑后区为产热中枢),并通过神经、体液因素调节产热和散热过程,保持产热与散热的动态平衡,所以正常人有相对恒定的体温。

一、正常体温及生理性变化

(一)正常体温

通常说的体温是指机体内部的温度,即胸腔、腹腔、中枢神经的温度,又称体核温度,较高且稳定。皮肤温度称体表温度。临床上通常用测量口温、肛温、腋温来衡量体温。在这 3 个部位测得的温度接近身体内部的温度,且测量较为方便。3 个部位测得的温度略有不同,口腔温度居中,直肠温度较高,腋下温度较低。同时在 3 个部位进行测量,其温度差一般不超过 1 ℃。这是由于血液在不断地流动,将热量很快地由温度较高处带往温度较低处,因而机体各部位的温度一般差异不大。

体温的正常值不是一个具体的点,而是一个范围。机体各部位由于代谢率的不同,温度略有差异,常以口腔、直肠、腋下的温度为标准,个体体温可以较正常的平均温度增减 0.3～0.6 ℃,健康成人的平均温度波动范围见表 5-1。

表 5-1　健康成人不同部位温度的波动范围

部位	波动范围
口腔	36.2～37.2 ℃
直肠	36.5～37.5 ℃
腋下	36.0～37.0 ℃

(二)生理性变化

人的体温在一些因素的影响下,会出现生理性的变化,但这种体温的变化,往往是在正常范围内或是一闪而过的。

1.时间

人的体温 24 小时内的变动在 0.5～1.5 ℃,呈周期性变化,一般清晨 2～6 时体温最低,下午 2～6 时体温最高。这种昼夜的节律波动,与机体活动代谢的相应周期性变化有关。如长期从事夜间工作的人员,可出现夜间体温上升,日间体温下降的现象。

2.年龄

新生儿因体温调节中枢尚未发育完全,调节体温的能力差,体温易受环境温度影响而变化;婴幼儿由于代谢率高,体温可略高于成人;老年人代谢率较低,血液循环变慢,加上活动量减少,因此体温略低于成年人。

3.性别

一般来说,女性比男性有较厚的皮下脂肪层,维持体热能力强,故女性体温较男性高约0.3 ℃。并且女性的基础体温随月经周期出现规律性变化,即月经来潮后逐渐下降,至排卵后,体温又逐渐上升。这种体温的规律性变化与血中孕激素及其代谢产物的变化有关。

4.环境温度

在寒冷或炎热的环境下,机体的散热受到明显的抑制或加强,体温可暂时性地降低或升高。另外,气流、个体暴露的范围大小亦影响个体的体温。

5.活动

任何需要耗力的劳动或运动活动,都使肌肉代谢增强,产热增加,体温升高。

6.饮食

进食的冷热可以暂时性地影响口腔温度,进食后,由于食物的特殊动力作用,可以使体温暂时性地升高 0.3 ℃左右。

另外,强烈的情绪反应、冷热的应用以及个体的体温调节机制都对体温有影响,在测量体温的过程中要加以注意并能够对患者解释。

(三)产热与散热

1.产热过程

机体产热过程是细胞新陈代谢的过程。人体通过化学方式产热,即食物氧化、骨骼肌运动、交感神经兴奋、甲状腺素分泌增多,以及体温升高均可提高新陈代谢率,而增加产热量。

2.散热过程

机体通过物理方式进行散热。机体大部分的热量通过皮肤的辐射、传导、对流、蒸发来散热;一小部分的热量通过呼吸、尿、粪便而散发于体外。当外界温度等于或高于皮肤温度时,蒸发就是人体唯一的散热形式。

(1)辐射:是热由一个物体表面通过电磁波的形式传至另一个与它不接触物体表面的一种形式。在低温环境中,它是主要的散热方式,安静时的辐射散热所占的百分比较大,可达总热量的60%。其散热量的多少与所接触物质的导热性能、接触面积和温差大小有关。

(2)传导:是机体的热量直接传给同它接触的温度较低的物体的一种散热方法,如冰袋、冰帽的使用。

(3)对流:是传导散热的特殊形式,是指通过气体或液体的流动来交换热量的一种散热方法。

(4)蒸发:由液态转变为气态,同时带走大量热量的一种散热方法,分为不显性出汗和发汗两种形式。

二、异常体温的观察

人体最高的耐受热为40.6～41.4 ℃,低于34 ℃或高于43 ℃则极少存活。升高超过41 ℃,可引起永久性的脑损伤;高热持续在42 ℃以上24 小时常导致休克及严重并发症。所以对于体温过高或过低者应密切观察病情变化,不能有丝毫的松懈。

(一)体温过高

体温过高又称发热,是由于各种原因导致下丘脑体温调节中枢的功能障碍,产热增加而散热减少,导致体温升高超过正常范围。

1.原因

(1)感染性:如病毒、细菌、真菌、螺旋体、立克次体、支原体、寄生虫等感染引起的发热最多见。

(2)非感染性:无菌性坏死物质的吸收引起的吸收热、变态反应性发热等。

2.发热分类

以口腔温度为例,按照发热的高低将发热分为以下几类。

(1)低热:37.5～38 ℃。

(2)中等热:38.1～39 ℃。

(3)高热:39.1～41 ℃。

(4)超高热:41 ℃及以上。

3.发热过程

发热的过程常依疾病在体内的发展情况而定,一般分为 3 个阶段。

(1)体温上升期:特点是产热大于散热。主要表现:皮肤苍白、干燥无汗,患者畏寒、疲乏,体温升高,有时伴寒战。方式:骤升和渐升。骤升指体温在数小时内升至高峰,如肺炎球菌导致的肺炎;渐升指体温在数小时内逐渐上升,数天内达高峰,如伤寒。

(2)高热持续期:特点是产热和散热在较高水平上趋于平衡。主要表现:体温居高不下,皮肤潮红,呼吸加深加快,脉搏增快并有头痛、食欲缺乏、恶心、呕吐、口干、尿量减少等症状,甚至惊厥、谵妄、昏迷。

(3)体温下降期:特点是散热增加,产热趋于正常,体温逐渐恢复至正常水平。方式:骤降和渐降。主要表现:大量出汗、皮肤潮湿、体温骤降。老年人易出现血压下降、脉搏细速、四肢厥冷等循环衰竭的休克症状。骤降指体温一般在数小时内降至正常,如大叶性肺炎、疟疾;渐降指体温在数天内降至正常水平,如伤寒、风湿热等。

4.热型

将不同的时间测得的体温绘制在体温单上,互相连接就构成体温曲线。各种体温曲线形状称为热型。有些发热性疾病有特殊的热型,通过观察体温曲线可协助诊断。但需注意,药物的应用可使热型变得不典型。常见的热型如下。

(1)稽留热:体温持续在 39～40 ℃,达数天或数周,24 小时波动范围不超过 1 ℃。常见于大叶性肺炎、伤寒等急性感染性疾病的极期。

(2)弛张热:体温多在 39 ℃以上,24 小时体温波动幅度可超过 2 ℃,但最低温度仍高于正常水平。常见于化脓性感染、败血症、浸润性肺结核、风湿热等疾病。

(3)间歇热:体温骤然升高达高峰后,持续数小时又迅速降至正常水平,经过 1 天或数天间歇后,体温又突然升高,如此有规律地反复发作,常见于疟疾。

（4）不规则热:发热不规律,持续时间不定。常见于流行性感冒、肿瘤等疾病引起的发热。

(二)体温过低

体温过低是指由于各种原因引起的产热减少或散热增加,导致体温低于正常范围,称为体温过低。当体温低于 35 ℃时,称为体温不升。体温过低的原因如下。

（1）体温调节中枢发育未成熟:如早产儿、新生儿。

（2）疾病或创伤:见于失血性休克、极度衰竭等患者。

（3）药物中毒。

三、体温异常的护理

(一)体温过高

降温措施有物理降温、药物降温及针刺降温。

1.观察病情

加强对生命体征的观察,定时测量体温,一般每天测温 4 次,高热患者应每 4 小时测温 1 次,待体温恢复正常 3 天后,改为每天 1～2 次,同时观察脉搏、呼吸、血压、意识状态的变化;及时了解有关各种检查结果及治疗护理后病情好转还是恶化。

2.饮食护理

（1）补充高蛋白、高热量、高维生素、易消化的流质或半流质饮食,如粥、鸡蛋羹、面片汤、青菜、新鲜果汁等。

（2）多饮水,每天补充液量 2 500～3 000 mL,必要时给予静脉滴注,以保证液体入量。

由于高热时,热量消耗增加,全身代谢率加快,蛋白质、维生素的消耗量增加,水分丢失增多,同时消化液分泌减少,胃肠蠕动减弱,所以宜及时补充水分和营养。

3.使患者舒适

（1）安置舒适的体位让患者卧床休息,同时调整室温和避免噪声。

（2）口腔护理:每天早、晚刷牙,饭前、饭后漱口,不能自理者,可行特殊口腔护理。由于发热患者唾液分泌减少,口腔黏膜干燥,机体抵抗力下降,极易引起口腔炎、口腔溃疡,因此口腔护理可预防口腔及咽部细菌繁殖。

（3）皮肤护理:发热患者退热期出汗较多,此时应及时擦干汗液并更换衣裤和大单等,以保持皮肤的清洁和干燥,防止皮肤继发性感染。

4.心理调护

注意患者的心理状态,对体温的变化给予合理的解释,以缓解患者紧张和焦虑的情绪。

(二)体温过低

(1)保暖:①给患者加盖衣被、毛毯、电热毯等或放置热水袋,注意小儿、老人、昏迷者,热水袋温度不宜过高,以防烫伤。②暖箱适用于体重小于 2 500 g,胎龄不足 35 周的早产儿、低体重儿。

(2)给予热饮。

(3)监测生命体征:监测生命体征的变化,至少每小时测体温 1 次,直至恢复正常且保持稳定,同时观察脉搏、呼吸、血压、意识的变化。

(4)设法提高室温:维持室温在 22～24 ℃为宜。

(5)积极宣教:教会患者避免导致体温过低的因素。

四、测量体温的技术

(一)体温计的种类及构造

1.水银体温计

水银体温计又称玻璃体温计,是最常用的最普通的体温计。它是一种外标刻度的真空玻璃毛细管。其刻度范围为 35～42 ℃,每小格 0.1 ℃,在 37 ℃刻度处以红线标记,以示醒目。体温计一端贮存水银,当水银遇热膨胀后沿毛细管上升;因毛细管下端和水银槽之间有一凹陷,所以水银柱遇冷不致下降,以便检视温度。

根据测量部位的不同可将体温计分为口表、肛表、腋表。口表的水银端呈圆柱形,较细长;肛表的水银端呈梨形,较粗短,适合插入肛门;腋表的水银端呈扁平鸭嘴形。临床上口表可代替腋表使用。

2.其他

如电子体温计、感温胶片、可弃式化学体温计等。

(二)测体温的方法

1.目的

通过测量体温,判断体温有无异常,了解患者的一般情况及疾病的发生、发展规律,为诊断、预防、治疗提供依据。

2.用物准备

(1)测温盘内备体温计(水银柱甩至 35 ℃以下)、秒表、纱布、笔、记录本。

(2)若测肛温,另备润滑油、棉签、手套、卫生纸、屏风。

3.操作步骤

(1)洗手、戴口罩,备齐用物,携至床旁。

(2)核对患者并解释目的。

(3)协助患者取舒适卧位。

(4)测体温:根据病情选择合适的测温方法。①测腋温法:擦干汗液,将体温计放在患者腋下,紧贴皮肤屈肘,臂过胸,夹紧体温计。测量 10 分钟后,取出体温计用纱布擦拭,读数。②测口温法:嘱患者张口,将口表汞柱端放于舌下热窝处。嘱患者闭嘴用鼻呼吸,勿用牙咬体温计。测量 3~5 分钟。嘱患者张口,取出口表,用纱布擦拭并读数。③测肛温法:协助患者取合适卧位,露出臀部。润滑肛表前端,戴手套用手垫卫生纸分开臀部,轻轻插入肛表水银端 3~4 cm。测量 3~5 分钟并读数。用卫生纸擦拭肛表。

(5)记录:先记录在记录本上,再绘制在体温单上。

(6)整理床单位。

(7)消毒用过的体温计。

4.注意事项

(1)测温前应注意有无影响体温波动的因素存在,如 30 分钟内有无进食、剧烈活动、冷热敷、坐浴等。

(2)体温值如与病情不符,应重复测量,必要时做肛温和口温对照复查。

(3)腋下有创伤、手术或消瘦夹不紧体温计者不宜测腋温;腹泻、肛门手术、心肌梗死的患者禁测肛温;精神异常、昏迷、婴幼儿等不能合作者及口鼻疾病或张口呼吸者禁测口温;进热食或面颊部热敷者,应间隔 30 分钟后再测口温。

(4)对小儿、重症患者测温时,护士应守护在旁。

(5)测口温时,如不慎咬破体温计,应进行以下处理:①立即清除玻璃碎屑,以免损伤口腔黏膜。②口服蛋清或牛奶,以保护消化道黏膜并延缓汞的吸收。③病情允许者,进食粗纤维食物,以加快汞的排出。

(三)体温计的消毒与检查

1.体温计的消毒

为防止测体温引起的交叉感染,保证体温计清洁,用过的体温计应消毒。

(1)先将体温计分类浸泡于含氯消毒液内 30 分钟后取出,再用冷开水冲洗擦干,放入清洁容器中备用。集体测温后的体温计,用后全部浸泡于消毒液中。

(2)5分钟后取出清水冲净,擦干后放入另一消毒液容器中进行第二次浸泡,半小时后取出清水冲净,擦干后放入清洁容器中备用。

(3)消毒液的容器及清洁:体温计的容器每周进行2次高压蒸汽灭菌消毒,消毒液每天更换1次,若有污染随时消毒。

(4)传染病患者应设专人体温计,单独消毒。

2.体温计的检查

在使用新的体温计前,或定期消毒体温计后,应对体温计进行校对,以检查其准确性。将全部体温计的水银柱甩至35 ℃以下,同一时间放入已测好的40 ℃水内,3分钟后取出检视。若体温计之间相差0.2 ℃以上或体温计上有裂痕者,取出不用。

第二节　脉　　搏

一、正常脉搏及生理性变化

(一)正常脉搏

随着心脏节律性收缩和舒张,动脉内的压力也发生周期性的波动,这种周期性的压力变化可引起动脉血管发生扩张与回缩的搏动,该搏动在浅表的动脉可触摸到,临床简称为脉搏。正常人的脉搏节律均匀、规则,间隔时间相等,每搏强弱相同且有一定的弹性,每分钟搏动的次数为60~100次(脉率)。脉搏通常与心率一致,是心率的指标。

(二)生理性变化

脉率受许多生理性因素影响而发生一定范围的波动,随年龄的增长而逐渐减慢,到高龄时逐渐增加。

1.年龄

一般新生儿、幼儿的脉率较成人快,通常平均脉率相差5次/分。

2.性别

同龄女性比男性快。

3.情绪

兴奋、恐惧、发怒时脉率增快,忧郁、睡眠时则慢。

4.活动

一般人运动、进食后脉率会加快;休息、禁食则相反。

5.药物

兴奋剂可使脉搏增快,镇静剂、洋地黄类药物可使脉搏减慢。

二、异常脉搏的观察

(一)脉率异常

1.速脉

速脉指成人脉率在安静状态下大于 100 次/分,又称为心动过速。见于高热、甲状腺功能亢进(甲亢,由于代谢率增加而使脉率增快)、贫血或失血等患者。正常人可有窦性心动过速,为一过性的生理现象。

2.缓脉

缓脉指成人脉率在安静状态下低于 60 次/分,又称心动过缓。见于颅内压增高、病窦综合征、二度以上房室传导阻滞,或服用某些药物如地高辛、普尼拉明、利血平、普萘洛尔等可出现缓脉。正常人可有生理性窦性心动过缓,多见于运动员。

(二)脉律异常

脉搏的搏动不规则,间隔时间不等,时长时短,称为脉律异常。

1.间歇脉

间歇脉指在一系列正常均匀的脉搏中出现一次提前而较弱的脉搏,其后有一较正常延长的间歇(代偿性间歇),亦称期前收缩。见于各种器质性心脏病或洋地黄中毒的患者;正常人在过度疲劳、精神兴奋、体位改变时也偶尔出现间歇脉。

2.脉搏短绌

脉搏短绌指同一单位时间内脉率少于心率。绌脉是由于心肌收缩力强弱不等,有些心排血量少的搏动可发出心音,但不能引起周围血管搏动,导致脉率少于心率。特点为脉律完全不规则,心率快慢不一、心音强弱不等。多见于心房颤动者。

(三)强弱异常

1.洪脉

当心排血量增加,血管充盈度和脉压较大时,脉搏强大有力,称洪脉。多见于高热、甲状腺功能亢进、主动脉瓣关闭不全等患者;运动后、情绪激动时也常触到洪脉。

2.细脉

当心排血量减少,外周动脉阻力较大,动脉充盈度降低时,脉搏细弱无力,扪之如细丝,称细脉或丝脉。多见于心功能不全,大出血、主动脉瓣狭窄和休克、全身衰竭的患者,是一种危险的脉象。

3.交替脉

节律正常而强弱交替时出现的脉搏,称为交替脉。交替脉是提示左心室衰竭的重要体征。常见于高血压性心脏病、急性心肌梗死、主动脉瓣关闭不全等患者。

4.水冲脉

脉搏骤起骤落,急促而有力有如洪水冲涌,故名水冲脉。主要见于主动脉瓣关闭不全、动脉导管未闭、甲亢、严重贫血患者,检查方法是将患者前臂抬高过头,检查者用手紧握患者手腕掌面,可明显感知。

5.奇脉

在吸气时脉搏明显减弱或消失为奇脉。其产生主要与吸气时左心室的搏出量减少有关。常见于心包积液、缩窄性心包炎等患者,是心脏压塞的重要体征之一。

(四)动脉壁异常

动脉壁弹性减弱,动脉变得迂曲不光滑,有条索感,如按在琴弦上为动脉壁异常,多见于动脉硬化的患者。

三、测量脉搏的技术

(一)部位

临床上常在靠近骨骼的大动脉测量脉搏,最常用最方便的是桡动脉,患者也乐于接受。其次为颞动脉、颈动脉、肱动脉、腘动脉、足背动脉和股动脉等。如怀疑患者心搏骤停或休克时,应选择大动脉为诊脉点,如颈动脉、股动脉。

(二)测脉搏的方法

1.目的

通过测量脉搏,判断脉搏有无异常,也可间接了解心脏的情况,观察相关疾病发生、发展规律,为诊断、治疗提供依据。

2.准备

治疗盘内备秒表、笔、记录本及必要时带听诊器。

3.操作步骤

(1)洗手、戴口罩,备齐用物,携至床旁。

(2)核对患者,解释目的。

(3)协助患者取坐位或半坐卧位,手臂放在舒适位置,腕部伸展。

(4)以示指、中指、无名指的指端按在桡动脉表面,压力大小以能清楚地触及脉搏为宜,注意脉律强弱,动脉壁的弹性。

(5)一般情况下30秒所测得的数值乘以2,心脏病患者、脉率异常者、危重患者则应以1分钟记录。

(6)协助患者取舒适体位。

(7)记录脉搏绘制在体温单上。

4.注意事项

(1)诊脉前患者应保持安静,剧烈运动后应休息20～30分钟再测。

(2)偏瘫患者应选择健侧肢体测量。

(3)脉搏细、弱难以测量时,用听诊器测心率。

(4)脉搏短细的患者,应由两名护士同时测量,一人听心率,另一人测脉率,一人发出"开始""停止"的口令,计时1分钟,以分数式记录即心率/脉率,若心率每分钟120次,脉率90次,即应写成120/90次/分。

第三节　呼　　吸

一、正常呼吸及生理性变化

(一)正常呼吸

机体不断地从外界环境摄取氧气并将二氧化碳排出体外的气体交换过程称为呼吸。它是维持机体新陈代谢和功能活动所必需的生理过程之一。一旦呼吸停止,生命也将终止。

正常成人在安静状态下呼吸是自发的,节律规则,均匀无声且不费力,每分钟16～20次。

(二)生理性变化

呼吸受许多因素的影响,在不同生理状态下,正常人的呼吸也会在一定范围内波动,见表5-2。

表 5-2　各年龄段呼吸频率

年龄段	呼吸频率(次/分)
新生儿	30～40
婴儿	20～45
幼儿	20～35
学龄前儿童	20～30
学龄儿童	15～25
青少年	15～20
成人	12～20
老年人	12～18

1.年龄

年龄越小,呼吸频率越快,如新生儿的呼吸约为44次/分。

2.性别

同年龄的女性呼吸频率比男性稍快。

3.运动

肌肉的活动可使呼吸加快,呼吸也因说话、唱歌、哭、笑以及吞咽、排泄等动作有所改变。

4.情绪

强烈的情绪变化,如恐惧、愤怒、紧张等会刺激呼吸中枢,导致屏气或呼吸加快。

5.其他

如环境温度升高或海拔增高,均会使呼吸加快加深。

二、异常呼吸的观察

(一)频率异常

1.呼吸过速

呼吸过速指呼吸频率超过24次/分,但仍有规则,又称气促。多见于高热、疼痛、甲状腺功能亢进的患者。一般体温每升高1 ℃,呼吸频率增加3～4次/分。

2.呼吸过慢

呼吸过慢指呼吸频率缓慢,低于 12 次/分。多见于麻醉药或镇静剂过量、颅脑疾病等呼吸中枢受抵制者。

(二)节律异常

1.潮式呼吸(陈-施呼吸)

潮式呼吸表现为呼吸由浅慢到深快,达高潮后又逐渐变浅变慢,经过 5～30 秒的暂停,又重复出现上述状态的呼吸,呈潮水般涨落。发生机制:由于呼吸中枢兴奋性减弱,血中正常浓度的二氧化碳不能引起呼吸中枢兴奋,只有当缺氧严重、动脉血二氧化碳分压增高到一定程度,才能刺激呼吸中枢,使呼吸加强;当积聚的二氧化碳呼出后,呼吸中枢失去有效刺激,呼吸逐渐减弱甚至停止。多见于脑炎、尿毒症等患者,常表现为呼吸衰竭。一些老年人在深睡时也可出现潮式呼吸,是脑动脉硬化的表现。

2.间断呼吸(比奥呼吸)

有规律地呼吸几次后,突然停止呼吸,间隔一个短时期后又开始呼吸,如此反复交替。其产生机制与潮式呼吸一样,但预后更严重,常在临终前发生。见于颅内病变或呼吸系统中枢衰竭的患者。

3.点头呼吸

在呼吸时,头随呼吸上下移动,患者已处于昏迷状态,是呼吸中枢衰竭的表现。

4.叹气式呼吸

间断一段时间后做一次大呼吸,伴叹气声。偶然的一次叹气是正常的,可以扩张小肺泡,多见于精神紧张、神经症患者。如反复发作叹气式呼吸,是临终前的表现。

(三)深浅度异常

1.深度呼吸

深度呼吸又称库斯莫尔呼吸,是一种深长而规则的大呼吸。常见于尿毒症、糖尿病等引起的代谢性酸中毒的患者。由增加的氢离子浓度刺激呼吸感受器引起,有利于排出较多的二氧化碳,调节血液的酸碱平衡。

2.浅快呼吸

呼吸浅表而不规则,有时呈叹息样。见于呼吸肌麻痹、胸肺疾病、休克患者,也可见于濒死的患者。

(四)声音异常

1.鼾声呼吸

由于气管或大支气管内有分泌物积聚,呼吸深大带鼾声。多见于昏迷或神经系统疾病的患者。

2.蝉鸣样呼吸

由于细支气管、小支气管堵塞,吸气时出现高调的蝉鸣音,多因声带附近有异物阻塞,使空气进入发生困难所致。多见于支气管哮喘、喉头水肿等患者。

(五)呼吸困难

呼吸困难是指因呼吸频率、节律或深浅度的异常,导致气体交换不足,机体缺氧。患者自感空气不足、胸闷、呼吸费力,表现为焦虑、烦躁、鼻翼翕动、口唇发绀等,严重者不能平卧。

三、呼吸的测量

(一)目的

通过测量呼吸,观察、评估患者的呼吸状况,以协助诊断,为预防、诊断、康复、护理提供依据。

(二)准备

治疗盘内备秒表、笔、记录本、棉签(必要时)。

(三)操作步骤

(1)测量脉搏后,护士仍保持诊脉手势,观察患者的胸、腹起伏情况及呼吸的节律、性质、声音、深浅,呼出气体有无特殊气味,呼吸运动是否对称等。

(2)以胸(腹)部一起一伏为1次呼吸,计数1分钟。正常情况下测30秒。

(3)将呼吸次数绘制于体温单上。

(四)注意事项

(1)尽量去除影响呼吸的各种生理性因素,在患者精神松弛的状态下测量。

(2)由于呼吸受意识控制,所以测呼吸时,不应使患者察觉。

(3)呼吸微弱或危重患者,可用少许棉花置其鼻孔前,观察棉花纤维被吹动的次数,计时1分钟。

(4)小儿、呼吸异常者应测1分钟。

第四节　血　　压

血压是指血液在血管内流动时对血管壁的侧压力。一般是指动脉血压,如无特别注明均指肱动脉的血压。当心脏收缩时,主动脉压急剧升高,至收缩中期达最高值,此时的动脉血压称收缩压。当心室舒张时,主动脉压下降,至心舒末期达动脉血压的最低值,此时的动脉血压称舒张压。

一、正常血压及生理性变化

(一)正常血压

在安静状态下,正常成人的血压范围为(12.0～18.5)/(8.0～11.9)kPa,脉压为 4.0～5.3 kPa。

血压的计量单位,过去多用 mmHg(毫米汞柱),后改用国际统一单位 kPa(千帕斯卡)。目前仍用 mmHg(毫米汞柱)。两者之间的换算公式:1 kPa＝7.5 mmHg,1 mmHg＝0.133 kPa。

(二)生理性变化

在各种生理情况下,动脉血压可发生各种变化,影响血压的生理因素如下。

1.年龄

随着年龄的增长血压逐渐增高,以收缩压增高较显著。儿童血压的计算公式如下:

$$收缩压＝80＋年龄\times2$$
$$舒张压＝收缩压\times2/3$$

2.性别

青春期前的男女血压差别不显著。成年男子的血压比女性高 0.7 kPa(5 mmHg);绝经期后的女性血压又逐渐升高,与男性差不多。

3.昼夜和睡眠

血压在上午 8～10 时达全天最高峰,之后逐渐降低;午饭后又逐渐升高,下午 4～6 时出现全天次高值,然后又逐渐降低;至入睡后 2 小时,血压降至全天最低值;早晨醒来又迅速升高。睡眠欠佳时,血压稍增高。

4.环境

寒冷时血管收缩,血压升高;气温高时血管扩张,血压下降。

5.部位

一般右上肢血压高于左上肢,下肢血压高于上肢。

6.情绪

紧张、恐惧、兴奋及疼痛均可引起血压增高。

7.体重

血压正常的人发生高血压的风险与体重增加成正比。

8.其他

吸烟、劳累、饮酒、药物等都对血压有一定的影响。

二、异常血压的观察

(一)高血压

目前基本上采用 1999 年世界卫生组织(WHO)和国际抗高血压联盟(ISH)高血压治疗指南的高血压定义,即在未服抗高血压药的情况下,成人收缩压 ≥18.7 kPa(140 mmHg)和/或舒张压≥12.0 kPa(90 mmHg)者。95%的患者为病因不明的原发性高血压,多见于动脉硬化、肾炎、颅内压增高等,最易受损的部位是心、脑、肾、视网膜。

(二)低血压

一般认为血压低于 12.0/6.7 kPa(90/50 mmHg)正常范围且有明显的血容量不足表现,如脉搏细速、心悸、头晕等,即可诊断为低血压。常见于休克、大出血等。

(三)脉压异常

脉压增大多见于主动脉瓣关闭不全、主动脉硬化等;脉压减小多见于心包积液、缩窄性心包炎等。

三、血压的测量

(一)血压计的种类和构造

1.水银血压计

水银血压计分立式和台式 2 种,其基本结构都包括输气球、调节空气的阀门、袖带、能充水银的玻璃管、水银槽几部分。袖带的长度和宽度应符合标准:宽度比被测肢体的直径宽 20%,长度应能包绕整个肢体。充水银的玻璃管上标有刻度,范围为 0~40.0 kPa(0~300 mmHg),每小格表示0.3 kPa(2 mmHg);玻璃管上端和大气相通,下端和水银槽相通。当输气球送入空气后,水银由玻璃管底部上升,水银柱顶端的中央凸起可指出压力的刻度。水银血压计测得的数值相当准确。

2.弹簧表式血压计

弹簧表式血压计由一袖带与有刻度[2.7～40.0 kPa(20～300 mmHg)]的圆盘表相连而成,表上的指针指示压力。此种血压计携带方便,但欠准确。

3.电子血压计

电子血压计袖带内有一换能器,可将信号经数字处理,在显示屏上直接显示收缩压、舒张压和脉搏的数值。此种血压计操作方便,清晰直观,不需听诊器,使用方便、简单,但欠准确。

(二)测血压的方法

1.目的

通过测量血压有无异常,了解循环系统的功能状况,为诊断、治疗提供依据。

2.准备

听诊器、血压计、记录纸、笔。

3.操作步骤

(1)测量前,让患者休息片刻,以消除活动或紧张因素对血压的影响;检查血压计,如袖带的宽窄是否适合患者、玻璃管有无裂缝、橡胶管和输气球是否漏气等。

(2)向患者解释,以取得合作。患者取坐位或仰卧位,被测肢体的肘臂伸直、掌心向上,肱动脉与心脏在同一水平。坐位时,肱动脉平第4肋软骨;卧位时,肱动脉平腋中线。如手臂低于心脏水平,血压会偏高;手臂高于心脏水平,血压会偏低。

(3)放平血压计于上臂旁,打开水银槽开关,将袖带平整地缠于上臂中部,袖带的松紧以能放入一指为宜,袖带下缘距肘窝2～3 cm。如测下肢血压,袖带下缘距腘窝3～5 cm。将听诊器胸件置于腘动脉搏动处,记录时注明下肢血压。

(4)戴上听诊器,关闭输气球气门,触及肱动脉搏动。将听诊器胸件放在肱动脉搏动最明显的地方,但勿塞入袖带内,以一手稍加固定。

(5)挤压输气球囊打气至肱动脉搏动音消失,水银柱又升高2.7～4.0 kPa(20～30 mmHg)后,以每秒0.5 kPa(4 mmHg)左右的速度放气,使水银柱缓慢下降,视线与水银柱所指刻度平行。

(6)在听诊器中听到第一声动脉音时,水银柱所指刻度即为收缩压;当搏动音突然变弱或消失时,水银柱所指的刻度即为舒张压。当变音与消失音之间有差异时,或危重者应记录两个读数。

(7)测量后,驱尽袖带内的空气,解开袖带。安置患者于舒适卧位。

(8)将血压计右倾 45°,关闭气门,气球放在固定的位置,以免压碎玻璃管;关闭血压计盒盖。

(9)用分数式即"收缩压/舒张压 mmHg"记录测得的血压值,如 14.7/9.3 kPa (110/70 mmHg)。

4.注意事项

(1)测血压前,要求安静休息 20～30 分钟,如运动、情绪激动、吸烟、进食等可导致血压偏高。

(2)血压计要定期检查和校正,以保证其准确性,切勿倒置或震动。

(3)打气不可过猛、过高,如水银柱里出现气泡,应调节或检修,不可带着气泡测量。

(4)如所测血压异常或血压搏动音听不清时,需重复测量。先将袖带内气体排尽,使水银柱降至"0",稍等片刻再行第二次测量。

(5)对偏瘫、一侧肢体外伤或手术后患者,应在健侧手臂上测量。

(6)排除影响血压值的外界因素,如袖带太窄、袖带过松、放气速度太慢测得的血压值偏高,反之则血压值偏低。

(7)长期测血压应做到四定:定部位、定体位、定血压计、定时间。

第六章

冷、热疗法

第一节 冷 疗 法

一、冰袋的使用

(一)目的

减轻局部充血、出血;制止炎症扩散;减轻疼痛;降温。

(二)用物

冰袋及冰套、冰块。

(三)操作要点

(1)装冰块于冰袋内约 2/3(天然冰需去棱角),排尽空气,扎紧袋口,擦干,倒提检查无漏水,套好布套。

(2)对患者解释,置冰袋于所需部位。如为降温,可放在患者前额、头顶部、颈部、腋下、腹股沟等血管丰富的部位。

(3)根据医嘱及体温变化决定停止时间。

(四)注意事项

(1)注意局部勿冻伤。

(2)及时补充袋内冰块。注意随时观察冰袋有无漏水。

(3)保持冰袋放置部位正确。

(4)冰袋压力不宜太大,以免阻碍血液循环。

(5)如为降温,冰袋使用后 30 分钟需测体温,做好记录。当体温降至 39 ℃以下时,可取下冰袋。

(6)聚乙烯醇冰袋的使用:存放于冰箱中,需要时可取用,降温效果达到 2 小时左右,用后进行消毒,再置于冰箱中 4 小时,可重复使用。

二、冰帽(冰槽)的使用

(一)目的

降温、保护脑组织。

(二)用物

冰帽(冰槽)、冰块、大小毛巾各 1 条,一次性中单(或橡皮中单及中单)。

(三)操作要点

(1)冰帽装冰块至 2/3 满。

(2)将冰帽携至床旁,向患者解释。

(3)铺一次性中单(或橡皮中单及中单)于患者头肩下面,上齐床头。

(4)用大毛巾将患者头部、颈、肩部围好,去枕。

(5)将冰帽戴在患者头部或枕于冰槽内,患者头下垫小毛巾,移患者枕后部分冰块至头顶及两侧。

(6)放好冰帽(冰槽)排水管。

(四)注意事项

(1)观察患者反应,防止冻伤。

(2)及时向冰帽(冰槽)内补充冰块,及时倒掉融化的水。

三、冷湿敷法

(一)目的

降温、消炎、止血。

(二)用物

脸盆(内放冰块及冷水)、小毛巾 2 块、血管钳 2 把、一次性看护垫(或小橡皮单及治疗巾)、弯盘、凡士林、棉签、纱布。

(三)操作要点

(1)携物品至床旁,向患者解释,将一次性看护垫(或小橡皮单及治疗巾)垫在冷敷的部位下面,局部皮肤涂以凡士林。

(2)上面再铺一块纱布。

(3)将小毛巾放在冰块盆内浸湿,拧毛巾至不滴水为适度,敷在患处。若为高热患者则放在前额,适时更换,共 20～30 分钟。

(4)冷敷完毕,用纱布将患处擦净。

(5)整理用品,记录。

四、乙醇擦浴

(一)目的

降低体温。

(二)用物

治疗碗或面盆(内盛 25％～30％乙醇溶液 300～500 mL)、大毛巾 1 条、小毛巾 2 块、热水袋加套(内盛 60～70 ℃热水)、冰袋加套(内盛小冰块)、便器、衣裤 1 套、备用屏风。

(三)操作要点

(1)备齐用品携至床前向患者解释,用屏风遮挡,松开盖被,必要时给予便器。

(2)置冰袋于头部,置热水袋于足部,脱去上衣,盖在患者胸部,解松裤带。

(3)露出远侧上肢,下垫大毛巾,操作者将小毛巾蘸乙醇溶液拧至半干缠在手上,以离心方向,自颈侧沿上臂外侧至手背,自胸侧经腋窝沿上臂内侧至手掌擦拭,擦毕用大毛巾擦干皮肤,同法擦另一侧,经常更换小毛巾。

(4)帮助患者侧身,背向护士。分左、中、右用以上同样手法擦拭背部(自颈下至臀部),擦拭时不必遮盖患者以利散热,擦后穿好干净上衣。

(5)脱去裤子,露出远侧大腿,下垫大毛巾,自大粗隆沿大腿外侧擦至足背,再自腹股沟沿大腿内侧擦至脚踝,然后自臀下开始沿大腿后面经腘窝至足跟擦拭。

(6)穿好干净裤子,移去热水袋,盖好被子。整理床单位及用物。

(7)半小时后测量体温并记录在体温单上。

(四)注意事项

(1)擦浴过程中,观察患者情况,发现患者有寒战、面色苍白、脉搏及呼吸异常时,应停止进行并通知医师。

(2)在腋窝、肘部、腹股沟、腘窝等大血管丰富的地方,要使湿毛巾停留的时间长一些,促使热蒸发。擦浴时,不用按摩方式,因按摩易生热。

(3)禁擦胸前区、腹部、项部及足心部。擦拭腋下、掌心、腹股沟、腘窝等部位用力可略大,时间可稍长,有利降温。

(4)温水擦浴水温为 32～34 ℃,冷水擦浴水温 4 ℃。操作方法与注意事项与乙醇擦浴相同。

第二节 热 疗 法

一、热敷

(一)目的

控制炎症,促进愈合;减轻疼痛;减轻深部组织充血。

(二)用物

治疗盘、带盖容器 1 个(内盛热水及敷布 2 块)、清洁弯盘内放长钳子 2 把、纱布、棉垫、凡士林及棉签、一次性看护垫(或小橡皮单)及治疗巾、小塑料布、大毛巾、热水袋、水温计、暖水瓶内装开水或备电炉。

(三)操作要点

(1)携物品至床旁,向患者解释清楚,必要时用屏风遮挡。

(2)暴露热敷部位,垫一次性看护垫(或治疗巾及小橡皮单),用棉签涂凡士林于热敷部位皮肤表面,面积要大于热敷面积,然后盖上一层纱布。

(3)敷布放在热水盆中,水温一般为 50～60 ℃,用长钳取出敷布拧干,抖开敷布用手腕掌侧试敷布温度,如不烫,平铺于热敷局部,敷布上盖棉垫,最上层盖塑料布,患者如感到烫热,可揭开敷布一角以散热。

(4)敷布 3～5 分钟更换 1 次,可用加入暖水瓶的热水维持水温,热敷总时间为 15～20 分钟,会阴部热敷时可用丁字带固定。

(5)热敷毕清理用物,敷布用毕洗净晾干。

(6)在患部不忌加压的情况下,可用热水袋敷在敷布上,再盖上大毛巾,以代替更换敷布,达到持续给热的目的。

二、热水坐浴

(一)目的

(1)解除盆腔、会阴、外生殖器及肛门部的充血、炎症和疼痛。

（2）清洁伤口。

（3）治疗痔疮和外阴部及外生殖器疾病。

(二)用物

坐浴椅、无菌坐浴盆(内放无菌纱布 1～2 块、40～45 ℃温开水或 1∶5 000 高锰酸钾溶液 1/2 盆)、水温计、无菌纱布、毛巾,另备一罐 70 ℃热溶液作加温用,需要时备换药用物,必要时备屏风。

(三)操作要点

（1）将物品携至坐浴地点,如在病房内则用屏风围挡。

（2）向患者说明治疗方法,排空大便,洗手后准备坐浴。

（3）嘱患者试测水温,适应后坐入水中,随时调节水温。坐浴时间为 15～20 分钟。

（4）坐浴完毕用纱布擦干臀部,如有伤口,坐浴后按换药法处理伤口。

（5）清理用物。

(四)注意事项

（1）坐浴时,应观察患者的面色、脉搏及主诉,如发现异常应停止坐浴,并扶患者回病房,卧床休息并通知医师。

（2）子宫脱垂患者坐浴时,水温不宜超过 38 ℃,如用中药应煎汤先熏后洗。

（3）冬天应注意室温和保暖。

（4）经期或阴道出血、盆腔器官急性炎症期、妊娠后期、产后 2 周内忌坐浴。

（5）做好记录。

（6）因热水浴有镇静、催眠作用,需注意患者安全,防止患者跌倒。

三、热水袋

(一)目的

（1）用于老人及小儿的保暖。

（2）解痉、镇痛作用。用于注射后局部有硬结、术后尿潴留、肠胀气等情况。

(二)用物

热水袋及套、水温计、水罐内盛热水(成人水温 60～70 ℃,老人、小儿不超过 50 ℃)。

(三)操作要点

（1）检查热水袋有无破损,测量并调节水温。热水灌入袋中最多不超过袋子的 2/3。

（2）手提袋口将热水袋逐渐放平，见热水达到袋口即排尽袋内空气，拧紧塞子。

（3）用布擦干袋外面水，倒提热水袋检查是否漏水。套上布套，系紧带子放在需用之处，向患者作适当解释。

（4）使用中应经常保持热水袋的热度，及时更换热水。

（四）注意事项

（1）对婴幼儿、老年人、麻醉未醒、末梢循环不良、昏迷或肢体麻痹的患者，水温在 50 ℃以内，热水袋不得与患者皮肤直接接触，如足底部保温应距离 10 cm，或用大毛巾包裹。

（2）严格执行交班制度，并经常巡视观察患者局部皮肤颜色，如发现皮肤潮红应停止使用并在局部涂以凡士林。

（3）热水袋不可放在两面皮肤之间如腋下、腹股沟等部位，以免发生烫伤。因积液致痛或新鲜软组织血肿不可用热水袋。

（4）为手术前使病床保温，热水袋放置于病床，其表面温度不超过 45 ℃。缓解疼痛直接接触皮肤时，表面温度不超过 42～43 ℃。

（5）用毕将水倒净，倒挂晾干向袋内吹气后，旋紧塞子，存放于阴冷处，防止 2 层橡胶粘在一起。热水袋套放入污物袋内送洗。

四、化学加热袋

化学加热袋是密封的，使用前用手揉搓、敲打或挤压袋子，使袋内的化合物发生化学反应而产热。最高温度可达 76 ℃，平均温度 56 ℃，可持续 2 小时左右。长时间使用应注意避免发生烫伤。

第七章

饮食与营养

第一节 合理营养与饮食

合理营养是指每天从饮食中获得的营养素应种类齐全、数量充足、比例合理,以满足机体代谢的需要;合理营养是人们获得健康的基本手段。对于不同的人群而言,合理营养的含义有所不同,以上为健康人的合理营养的定义;而患者的饮食则首先应符合临床治疗的原则,如尿毒症患者必须限制蛋白质和钠的供给量。

正常人营养是社区营养研究的范围,是研究如何适应现实社会生活来解决人类营养问题的理论、实践和方法。密切结合生活实际,以人类社会中某一限定区域内各种人群作为总体,从宏观上研究解决其合理营养与饮食的有关理论、实践和方法学。所谓限定区域的各种人群,是指有共同的政治、经济、文化及其他社会生活特征的人群范围,如一个居民点、乡、县、地区、省,甚至一个国家。所研究问题的着眼点,一是强调限定区域内各种人群的综合性和整体性,二是要突出研究解决问题的宏观性、实践性和社会性。

社区营养目的在于应用一切有益的科学理论、技术和社会条件、因素和方法,使限定区域内各类人群营养合理化,提高其营养水平与健康水平,改善其体力和智力素质。社区营养所要研究的内容,既包括限定区域内各种人群的营养供给量、营养状况评价等纯自然科学问题,也要研究人群食物结构、食物经济、饮食文化、营养教育、法制与行政干预等对居民营养的制约作用,以及与自然科学相结合的社会条件、社会因素等问题。主要是从社会生活出发,着眼社会人群总体,在营养科学与社会条件、社会因素相结合的基础上,研究解决居民营养问题。

一、饮食结构

居民饮食结构是指居民消费的食物种类及数量的相对构成。生产、经济、文化和科学发展水平不同的社会和人群,其饮食结构各有不同,主要取决于人体对营养的生理需求和生产供应条件所决定的提供食物资源的可能。

(一)饮食结构及其重要意义

在社会营养工作中正确引导调节居民饮食结构的焦点,就在于正确地把上述需求和可能结合起来。解决这个问题,对个人和家庭是关系防病、保健和安排生计的大事,而对国家和地区则是牵涉多方面的发展战略问题。

可供选择的饮食结构模式,当今世界大致有3种。一是经济发达国家模式,年人均占有 800~1 500 kg 粮食,有条件将其中的 60%~70% 转化为肉、奶、禽、蛋,动物性食品年人均消耗达 270 kg,而粮食的直接消费量不过 60~70 kg。结果人均每天能量达约 14.7 MJ(3 500 kcal),蛋白质与脂肪分别达 100 g 和 150 g,出现严重营养过剩,以致肥胖、冠心病、高脂血症、高血压、糖尿病一类"富裕型"疾病显著增加,因而这些国家政府和营养学家不得不大声疾呼,制订饮食指导方针,劝导人们减少饮食中能量和动物性食品比例,增加植物性食品摄入。二是发展中国家模式,某些经济不发达国家主要以植物性食物为主,有国家年人均消费谷类与薯类达 200 kg,肉、蛋、鱼不过 5 kg,奶类也不多。居民中存在营养不良,主要是蛋白质不足,也有能量不足,以致体质低下、健康状况不良、劳动能力降低等。这类国家亟待发展食物生产,首先是提高能量和廉价开发植物蛋白资源。三是日本模式,既有以粮食为主食的东方饮食传统特点,也吸取欧美国家饮食长处,加之经济发达,动物性食品资源充裕,人均年摄取粮食 110 kg、动物性食品 135 kg 左右。这种饮食结构基本合理,但"富裕型"疾病也有增加趋势,动物性食品摄入仍偏高,营养仍然不均衡。

(二)我国居民合理饮食结构

1.确定我国居民合理饮食结构的背景

我国有 14 多亿人口,人均可耕地仅 1.2 亩(1 亩≈667 m²)左右,生产水平不高,食物资源偏紧。人均占有粮食不过 450 kg,居民营养科学意识也较低。近期代表性年份,农村和城镇居民恩格尔指数分别为:2001 年分别为 47.7、38.2,2002 年分别为46.2、37.7,2003 年分别为 45.6、37.1,2004 年分别为 47.2、37.7,2005 年分别为 45.5、36.7,2006 年分别为 43.0、35.8,2007 年分别为 43.1、36.3,2008 年分别为 47.4、33.7,2009 年分别为 43、37。

2.调整食物结构的重点

一是大力发展食物生产,强调食物合理利用;二是提高食品工业与饮料工业水平;三是解决老少边穷地区的温饱问题;四是着重解决蛋白质的质量与数量问题;五是引导消费、纠正不健康习俗,提高饮食文化与营养科学水平。

(三)我国居民食物结构发展目标

中近期目标是达到小康水平饮食结构。主要指标是:①恩格尔指数下降至50%以下。②粮食人均375~400 kg。③人均每年食物消费:口粮213 kg(原粮),豆类8 kg,肉类25 kg,蛋类10 kg,水产品9 kg,奶类6 kg,食用植物油8 kg,食糖8 kg,水果23 kg,蔬菜120 kg。④营养水平全国人均:能量2 600 kcal,蛋白质67 g,其中优质蛋白质达33%以上。⑤发展饮食结构原则是坚持以素食为主,荤素搭配;调整肉食结构,提高蛋白质含量高、饲料转化率高的禽、蛋、鱼及其他草食动物肉、奶摄入比重,降低蛋白质含量低、饲料转化率低的猪肉摄入比重;充分利用豆类;积极开发食物资源。

达到食物结构发展目标的主要对策,主要有控制人口增长;建立政府干预,制订规划;提高全民饮食文化与营养科学水平;增加农业投入,开发食物资源;加强食品流通。

二、饮食调配和食谱编制

(一)饮食调配通常原则

饮食调配与保证合理营养有非常密切的关系。合理的营养原则必须通过具体的合理饮食调配才能得到贯彻与保证。因此,调配饮食时首先要满足人体对于营养素的需要量,应该按照营养素的参考摄入量选择各种食物,使其在质和量方面符合合理营养原则,能组成平衡饮食以充分满足机体的需要。

有足够食物后,还要计划如何将每天所需的食物适当地分配在全天的各餐之中,配成饭菜,按时定量供给,这就要求有合理的饮食制度。虽然每天饮食中食物的总量能满足人体的需要,但是如果分配不当,仍然不能充分发挥其应有的营养价值,甚至还会使用餐者感到不适。如每天三餐,如果有的餐次食物过多,使人过饱,就会增加胃肠负担,并且影响食物消化吸收;反之如食物过少,可使人很快出现饥饿感。故在配餐工作中,应该考虑如何将每天的食物适当地分配在各餐,定时定量供给用餐者。

饮食的色、香、味等感官性状,是食物对人体的条件刺激因素,可以形成条件反射,并且影响食物中枢的兴奋或抑制过程,应要求饭菜色彩调和、香气扑鼻、滋味鲜美;同时也要不断调换食品的品种和烹调方法,尽量做到多种多样、富有变化。这样不仅可以保持大脑皮质的适度兴奋,促进食欲,有利于食物的消化吸收;同时饭菜多样化,还可充分利用各种食物在营养价值中的各自特点,及营养互补作用。故在饮食调配中,既应选择富有营养的食物,加以适当烹调,使其色、香、味良好;还要不断变换花色品种,尽量避免每天每餐饭菜的重复。有时限于食物品种不能变换时,就要采用不同的烹调方法。

每餐的饭菜还应有一定容积和饱腹感。为了避免消化系统的过分负担,每餐食物的容积不能过大;但是容积过小,也容易出现饥饿感。饱腹感和饥饿感是许多因素对机体综合作用的结果,而食物的容积也是重要因素之一,故饭菜必须具有一定的容积,应该由粗糙和精制、固体和流质及浓缩和稀薄的食物适当配合而成,以便使人在进食后一定时间内具有饱腹感,但容积又不应过大,以致损伤胃肠的正常功能。

配餐时还要注意季节的变换。通常夏季饭菜应清淡爽口,并可适当选用具有酸味和辛香的食物以增进食欲。冬季饭菜则以浓厚为宜,可以富有油脂,味浓色重。照顾用餐者饮食习惯,在配餐工作中绝对不能忽视。各个民族、各地区人民及某个人的饮食习惯,是长期适应一定生活环境与条件所形成的结果。通常选用他们所喜欢的食物品种,并且按照其最习惯的方法加以烹调,才能使这些食物可以被充分消化、吸收和利用,故对于传统饮食习惯应该尽量加以照顾。至于一些有害健康的不良饮食习惯,应该通过宣传教育,逐渐加以纠正,不能操之过急。还有些由于社会历史条件而造成的偏食习惯,除宣传教育以外,也要采取具体措施,供应多种多样富有营养的食物,使不合理的偏食习惯逐渐得到改变。

(二)食谱编制

食谱编制是饮食调配中的重要工作。食谱的基本内容包括每天(餐)食物的种类与数量和饭菜的名称。编制食谱的目的是能确实保证满足人体对能量和营养素的需要,并将含有足够能量和营养素的食物配成可口的饭菜,适当地分配在全天的各个餐次。通过食谱编制,可以更有计划地调配饮食,保证饭菜多样和合理的饮食制度,营养师应掌握食谱编制的原则和方法。

食谱可以每天编制为"一日食谱",也可以每周编制为"一周食谱"。编制食谱时应以饮食调配的原则为基础,再参考用餐者的经济条件、食物供应情况及炊事人员的技术水平。现将具体编制办法概述如下:首先根据用餐者的年龄、劳动性质、生理健康状况,以营养素的推荐摄入量为基础,考虑各方面的因素,适当调整后定出每人每天所需的总能量和营养素的数量。如一个从事中等强度劳动的人,每天所需的总能量为 2 500 kcal,则可按适宜的比例,将蛋白质、脂肪和糖类的数量计算出来。假定蛋白质应占总能量的 13%,脂肪占 25%,糖类占 62%,则每天所需量如下:

蛋白质=2 500×13/100÷4.0=81.2 g

脂肪=2 500×25/100÷9.0=69.4 g

糖类=2 500×62/100÷4.0=387.5 g

至于维生素和矿物质的供给量可以直接按照营养素供给标准来决定。

其次确定每天主食的数量。主食数量确定后,即可计算出各种主食所提供的蛋白质、脂肪、糖类及其他营养素。

然后再确定每天副食品的数量。可以根据经济水平、饮食习惯及当时当地市场供应情况,初步确定每天每人可以得到的豆类和肉、鱼、禽、蛋等动物性食品的数量,并将其中蛋白质、脂肪、糖类及其他营养素的含量计算出来。在比较理想的情况下,豆类和动物性蛋白质的数量,最好能占全部蛋白质供给量的 33%以上,其余的则主要由粮食来提供。

蔬菜在副食品中占很重要的地位。通常每人每天所吃的蔬菜总量,应该能基本上满足维生素和矿物质的需要,特别是钙、铁和主要靠蔬菜供给的胡萝卜素、维生素 B_2 和维生素 C。故选择蔬菜时要特别注意摄入含有以上营养素的蔬菜。通常每天摄入 500 g 左右的蔬菜即可,其中最好 50%是绿色叶菜类。此外,黄色、橙色、红色蔬菜也应尽量食用,因为各种有色蔬菜中含有的胡萝卜素、维生素 B_2 和维生素 C 往往较为丰富。食用蔬菜的品种愈多愈好,最好每天能有 3~5 种。在生产鲜豆的季节,可以多食用鲜豆,鲜嫩者可以连豆荚一起吃,其中不仅富含维生素,同时也可供给某些蛋白质。在缺乏蔬菜的地方或季节,多吃豆芽特别是绿豆芽,可以补充一部分维生素 C,至于调味品可按通常的用量确定。

各种食物的用量基本确定后,即可以算出全部食物所能供给的全部营养素。然后与参考摄入量相比较,若相差过多可做适当调整;如相差在±10%以内,即可认为合乎要求。

由于许多食物不是全部食用,如蔬菜根皮、枯黄菜叶、肉骨也占有一定重量,且各种食物在混合饮食中的消化率也不是 100%,故实际购入食物数量应比确定量略有增加,通常增加 10%~15%。但因主食很少有废弃部分,故不必增加。当食物购入量确定后,还要评估大多数用餐者的经济水平。若经济能力较好,可适当增加动物性食品。

最后可将全天食物,按照配餐基本原则配成可口饭菜。既要合乎营养原则,又要照顾进餐者饮食习惯,还要注意到色、香、味和多样化。菜的方面应该尽量争取有菜有汤、荤素兼备;饭也要粗细粮搭配,粮豆混食,有米有面,有干有稀。饭菜形式和烹调方法也要经常变换,尽量避免单调重复。

制订一日食谱后,可进一步订出一周食谱。在实际工作中通常多采用一周食谱,可使每天饮食富有变化、互相调剂。制订每周食谱时,不必每天计算,只要先确定食品基本消费数字,然后按此原则适当调配即可。如中等强度劳动者,通常每天要有粮食 400~500 g,包括豆类 25~50 g,薯类替代粮食可按 25% 折算,蔬菜 300~400 g,并酌情食用动物性食品,即可基本满足需要。在进行调配时主要是以粮抵粮,以豆换豆,蔬菜代蔬菜,并改变烹调方法。基本上要求每周中营养素总量能满足 7 天的需要即可,每天稍有出入影响不大。

国人有逢年过节定期加菜的习惯。就营养素充分利用的角度来说,不如分散于平时平均食用好。但是为了照顾通常习惯,也可适当在过年过节时加菜。但应控制所增加数量不要过多,避免大吃大喝,造成浪费,影响健康。

三、合理饮食制度

(一)合理饮食制度重要性

所谓饮食制度是指把全天食物按一定数量、质量、次数、时间分配到各餐次的一种制度。在日常生活中,工作、学习和劳动都有一定的安排,而且常有一定规律,故进餐也应有一定规律,以便与其他日常生活制度相适应。这样既可使能量和各种营养素的摄入适应人体的消耗、提高劳动效率,同时也能保证进食与消化过程的协调一致。

人体的消化吸收过程,包括食物中枢的兴奋抑制过程和胃肠分泌与消化吸收相适应,否则就会引起消化功能的紊乱,影响食物的消化吸收。因此,必须按照生活和工作情况,制订合理的饮食制度,并使其形成相当稳定的规律。经过长期保持之后,其本身就可以形成条件刺激,只要到了用餐时间,就会产生食欲,预先分泌适当的消化液,使食物能充分被消化、吸收和利用。故合理饮食制度是保证合理营养的重要环节。

(二)制订饮食制度原则

制订饮食制度时首先应该注意以下原则和要求:考虑肠胃的消化能力,使食物中的营养素能被充分消化、吸收和利用;适当安排两餐的间隔,使用餐者在吃饭时有良好的食欲,但在饭前又不至于产生强烈的饥饿感;能满足生理和劳动的需要,适应生活工作制度,使用餐者能很好地生活和工作。在具体安排上可以根据上述要求和原则适当安排全天进餐次数、各餐的间隔时间和每餐食物的分配比例。

两次进餐时间间隔不能太长,也不能过短。太长可引起高度饥饿感,甚至有血糖降低的现象,当然也影响工作效率。太短则没有很好的食欲,要在胃排空后继续进食才会有良好食欲,且消化器官也需休息后才能恢复其功能。各种不同的食物在胃中停留的时间并不一致,但通常混合食物为 4～5 小时,故两餐间隔也应为4～5 小时。

根据两餐间适宜间隔时间,就可以决定每天的进餐次数,如按间隔 4～5 小时安排,每天四餐较为恰当。但是考虑到大多数人通常的工作和生活制度,仍以每天三餐较为合适。每天进餐 3 次时,两餐间隔以 5～6 小时为宜。

全天各餐食物分配的比例最好是午餐最多,早餐和晚餐较少。早餐应占全天总能量的 25％～30％,午餐占 40％,晚餐占 30％～35％。如此分配是为了适应生理状况和工作需要。早晨起床不久,食欲常较差,但为满足上午工学习作需要,必须摄入足够能量。故早晚食物除含有上述能量外,应该尽量选用体积较小又富于能量的浓缩食物,并能促进食欲。午餐前后都是工作时间,故既要补足上午的能量消耗,又要为下午的工作做好储备,故在全天各餐中所占能量比例最大,也可以多吃富含蛋白质和脂肪的食物。至于晚餐,食物体积可与午餐相接近,但能量可稍低,因为临近夜间睡眠能量消耗不大;另外如多吃富含能量且较难消化的蛋白质和脂肪,也会影响睡眠。因此,晚餐可多吃些蔬菜、含糖类较多和易于消化的食物,而富含蛋白质、脂肪和较难消化的食物应少吃。

至于用餐时间,应该和生活工作制度相配合。通常早餐可安排在上午7:00前后,午餐约为中午 12:00,晚餐可在下午 6:00 左右。对于生活工作制度比较特殊的人,如夜班工作者等则参考其生活、工作制度适当调整。

我国居民通常多采用三餐制,这是比较合理的。但是通常早餐的食物较少。有些地区早晨只吃少量稀饭,甚至只占全天总能量的 10％以下,应适当增加。三餐时间安排方面,在某些地区常有在早晨空腹工作 2 小时左右,然后再进早餐的习惯。从生理学观点看来,空腹会降低工作效率。如有可能最好是清晨起床后先进食早餐,然后再工作。

四、食物合理烹调

(一)食物合理烹调的意义

烹调的意义在于使食品更容易被消化吸收,具有良好的感官性状,并杀灭其中可能存在的有害微生物,故食物在食用前必须先经过烹调处理。

食物在烹调过程中可以发生一系列的理化变化。由于食物组成成分的复杂和烹调方法的千变万化,故食物在烹调时会发生异常复杂的综合性理化过程。如食品中一部分营养素可以发生不同程度的水解,淀粉变成糊精、蛋白质分解成肽及其他更小的分子。加热时蛋白质凝固,淀粉加水浸涨,植物细胞间果胶软化,细胞膜被破坏,水溶性物质浸出,芳香物质挥发,有色物质形成等,都会在烹调过程中发生。

通过以上各种变化,可以使食品去除原有腥膻气味,改变不好的颜色,增加令人愉快的色、香、味,改善其感官性状。同时也可使食品更容易被消化吸收,提高所含营养素在体内的利用程度。烹调过程中使用洗涤、加热等手段,可将食品中可能存在的有害微生物、寄生虫卵等去除、破坏或杀灭。故通过上述各种变化可以达到烹调食物的目的。

但食物在烹调时也可能发生某些营养素的损失破坏。如不太稳定的维生素可在加热时失去原有生理作用;水溶性维生素和矿物质也会在切洗过程中溶解在水中。因此,在烹调过程中既要能达到提高感官性状、促进消化吸收的目的,同时也要尽量设法保存食物中原有的营养素,避免破坏损失。营养师应掌握有关原则,以便对炊事人员进行指导,提出合理的建议。

(二)烹调对食物营养素的影响

食物经过烹调后,其中营养素含量可能有一定程度的改变。但因各种营养素性质不同,烹调后含量改变程度也不一致。常用加热烹调的方法,食物中维生素最易受加热影响,在烹调时可损失一定量;其次是矿物质和水溶性维生素等,在烹调前的洗切过程中从食品中溢出,烹调以后也可进入食品汤汁中。至于蛋白质、糖类、脂肪,在普通烹调方法中发生质与量的改变不明显。以下介绍主要食品在常用烹调方法中营养素含量的变化。

1.米面粮食

以米做饭时,在淘洗时可发生营养素丢失,特别是水溶性维生素 B_1、维生素 B_2、维生素 PP 和各种矿物质。综合有关报道,淘米时维生素 B_1 可损失 $29\%\sim60\%$,维生素 B_2 和维生素 PP 可损失 $23\%\sim25\%$。其他营养素,日本报道称淘米时矿物质可损失 70%、蛋白质可损失 15.7%、脂肪可损失 42.6%、糖类可损失 2.0%;且搓洗次数愈多,淘米前后浸泡时间愈长,淘米用水温度愈高,则各种营养素损失也愈大。米在淘洗后煮成饭时,由于经过加热,还可以再损失部分维生素。如维生素 B_1 可再损失原含量的 17.2％,维生素 PP 可再损失原含量的 21％。故在做饭时,米中维生素可损失大部分,特别是烹调方法不当时,更为严重。

我国有些地区过去有丢弃米汤的捞饭法,即将米放在水中煮到半熟后把米捞出蒸熟,余下米汤除饮用小部分外,大部分则丢弃或作其他用途。这种做饭方法可使大量维生素、矿物质及蛋白质和糖类溶于米汤中,造成损失。如维生素 B_1、维生素 B_2 和维生素 PP 比不去汤做饭法多损失 40％左右。这种不合理的方法应禁止,最好用不去米汤生米蒸饭和使用焖锅饭法。

各种面食可因烹调方法不同,使其所含的营养素发生不同程度的损失。制作面食时,蛋白质、脂肪、矿物质含量变化不大,如用面粉做馒头、烙饼或利用玉米面制作窝窝头时,这些营养素几乎无损失,只有煮面条时蛋白质可损失 2％～5％。

当蒸窝头或馒头时,维生素 B_1、维生素 B_2 和维生素 PP 含量均无大变化。烙饼时维生素 B_1 和维生素 PP 损失,最多不超过 10％,维生素 B_2 可减少 20％左右。烤烧饼时可使维生素 B_1 损失 30％,但维生素 B_2 及维生素 PP 含量变化不大。水煮面条时,维生素 B_1 和维生素 B_2 损失 35％左右。炸制油条时因为加碱和高温油炸,可使维生素 B_1 全部被破坏,维生素 B_2 及维生素 PP 也损失 45％左右。故从维生素的损失来看,蒸或烙面食较好,水煮、油炸则较差。

2.蔬菜

我国烹调蔬菜的方法很多。在各种烹调方法中,蔬菜切块大小、加热方式和时间长短不一。因此,营养素含量的变化也不同。同样烹调方法用于不同品种蔬菜时营养素损失也不相同。

(1)炒菜是我国烹调蔬菜较常用的方法之一。急火快炒确为较好的烹调方法,可使维生素损失较少。用卷心菜等 14 种蔬菜进行研究,结果是总维生素 C 平均保留 76.6％。用油炒叶菜类时,总维生素 C 损失率为 22.4％;蔬菜炒熟后可保留总维生素 C 的 42.5％～68.5％。以上研究结果,虽因具体条件不同,略有差别,但炒菜时总维生素 C 可保留 60％～70％。胡萝卜素在炒菜时含量变化通常较维生素 C 小。普通蔬菜炒熟后胡萝卜素可保留 76％～94％。

我国某些地区居民在炒蔬菜时,常将菜先在开水中煮一定时间,再捞出挤去汤汁,然后炒熟。蔬菜经煮和挤去菜汁所损失维生素和矿物质较炒菜为多。将小白菜煮后挤出菜汁,结果总维生素 C 仅保存 16.7％。

(2)煮菜也是我国常用方法。煮菜时应将水煮沸再将菜放入,这样可保存较多维生素。用 24 种蔬菜进行测定,发现菜用温水煮熟后,其总维生素 C 平均可保留 84.7％左右。其他研究也证实,煮菜时总维生素 C 保存率为 81％左右。

蒸菜时维生素 C 保留情况:用大白菜等 4 种蔬菜进行调查,发现因蒸菜时间长短而有不同。据中国医学科学院研究结果,蒸 30 分钟比蒸 10 分钟维生素 C 损失率显著增加。

3.动物性食品

肉类、蛋类等动物性食品在烹调以后,除维生素外,其他营养素含量变化不大。据研究,动物性食品中主要维生素的损失情况如下:猪肉维生素 B_1 在红烧、清炖时损失最多,达 60％~65％;蒸和炸次之,为 45％左右;炒肉时则损失较少,仅 13％左右。维生素 B_2 在蒸肉丸子时损失最高,约为 87％;其次为清炖、红烧,可损失 40％左右;炒肉丝损失较少,仅为 20％。炒猪肝时维生素 B_1 损失为 32％,维生素 B_2 几乎全部保留;卤猪肝时维生素 B_1 损失 55％,维生素 B_2 损失 37％。鸡蛋在做成炒蛋、荷包蛋和煮蛋时,维生素 B_2 损失极少,最多不超过 10％;维生素 B_1 在炒蛋、煮蛋时损失 7％~13％,煎蛋则损失 22％。

4.炊具

炊具对于食品在烹调过程中维生素的损失也有一定的影响。国人常用铁锅、铜锅和铝锅烹调,用 4 种蔬菜进行比较研究,结果发现用铝锅烹调时维生素 C 损失最少,有 1 种蔬菜损失 11.8％,其余 3 种几乎无损失。如使用铁锅则 1 种无损失,其余 3 种分别损失 1.9％、8.5％和 36.7％。铜锅在烹调时所引起的维生素 C 损失甚为显著,损失 29％~81.1％。用铜锅煮菜时维生素 C 损失最多,比用铝锅、铁锅或镀锡锅多损失 2~6 倍。而用铁锅时维生素 C 损失较用铜锅为少,使用铝锅和镀锡良好的铁锅所能保存的维生素 C 最多。

(三)减少食物烹调时营养素损失

食物烹调时的营养素损失,虽不能绝对避免,但应尽量设法减少。要达到烹调目的,同时也要尽量保存更多的营养素。据现有知识,维生素在烹调时最容易损失,以下是防止维生素损失的原则。

(1)做米饭时要尽量减少淘米次数,淘米时不可用力搓洗,并要避免放在流水下冲洗,淘米水的温度不能过高,煮饭时应采用不丢米汤的方法,如焖饭、蒸饭等。

(2)制作面食品时,应该尽量采用维生素损失较少的方法,如蒸馒头、蒸窝头、烙饼等。至于损失维生素较多的炸油条尽量少用。煮面条、水饺的汤应该设法饮用,或用其做汤,目的是将其中溶解的营养素加以利用。

(3)蔬菜、肉类及其他动物性食品,最好尽可能采取急火快炒的方法。我国居民常在烹调蔬菜或其他食品时加入少量淀粉,除可使汤汁稠浓以外,另有优点,即淀粉中含有谷胱甘肽,其所含的巯基(-SH)有保护维生素 C 的作用。事实上不只淀粉含有谷胱甘肽,有些动物性食品如肉类中也含有。因此,将蔬菜与动物性食品混合烹调,也可能收到同样效果。这些方法可在烹调过程中适当应用。

(4)各种蔬菜应尽量选用新鲜的,最好先洗后切,洗切与下锅烹调的时间不要间隔过长。炒菜时应采用急火快炒的方法,并尽量少加水,以防止产生过多汤汁,又不能全部食用,造成维生素和矿物质的损失。不要把菜先煮后,挤去菜汁然后再炒。煮菜汤时须先将水煮沸再将菜下锅。在炊具方面尽量使用铝锅或铁锅,避免使用铜锅,以减少维生素 C 的损失。

第二节　基本饮食

一、普通饮食

普通饮食简称普食,能量和营养素可充分供给,达到平衡饮食要求,为平衡饮食。

(一)适应证

消化功能正常、无发热、无特殊营养治疗要求的患者,疾病恢复期患者和产妇等均可采用。

(二)配餐原则

(1)基本与正常饮食相同,通常食物均可采用。供给平衡饮食,能量要充足,营养素种类齐全,数量要充足,相互间比例要恰当;以保持饮食的平衡及满足营养需要。

(2)每餐饮食尚需保持适当的体积,以满足饱腹感。

(3)各餐中主、副食应注意多样化及烹调方法,保持色、香、味、形,以增进食欲。

(4)饮食三餐能量分配通常为早餐 25%～30%、中餐 40% 左右、晚餐 30%～35%。

(5)各种刺激性食物如尖辣椒,强烈调味品如芥末、胡椒等也应少吃;难消化的油炸食物,坚硬食物及产气过多的食物也应少吃。

(三)营养需要

(1)普食能量供给每天为 9.24～10.88 MJ(2 200～2 600 kcal)。

(2)蛋白质供给量占总能量的 12%～14%,或按 1.2～1.4 g/kg 供给,其中动物蛋白最好占 30%,包括动物蛋白和豆类蛋白的优质蛋白质占 40% 以上。

(3)脂肪占总能量的 20%～25%,全天脂肪总量宜为 60～70 g,包括主、副食及 20 g 左右烹调用油。

(4)糖类占总能量的 55%～65%,每天约 450 g。

(5)维生素供给视黄醇当量最好保持在 800 μg,相当于维生素 A 266 IU;其中 33% 左右最好来源于动物食品;不宜全部由植物性食品供给。维生素 B_1 1.2～1.5 mg/d,维生素 B_2 1.2～1.5 mg/d,维生素 PP 12～15 mg/d,维生素 C 60 mg/d,维生素 D 5 μg/d。

(6)全天饮食钙 800 mg,磷为钙的 1.0～1.5 倍,注意调配得当。

(7)每天需要水 2 100～4 000 mL。通常摄入量为食物水 1 000 mL、饮料水 1 200 mL、代谢水 300 mL,共 2 500 mL;水排出量为吸收蒸发水 350 mL、皮肤蒸发水 550 mL、粪便排出水 100 mL 及肾排出水 1 500 mL,共 2 500 mL;每天水出入量要平衡。

(8)体内氧化水:糖类、脂肪、蛋白质在体内氧化时产生的水称为氧化水或代谢水。每 100 g 糖类氧化时产生 55 mL 水,脂肪 107 mL,蛋白质 41 mL;混合性食物每提供 418 kJ(100 kcal)能量产生 12 mL 水。

(9)膳食纤维:供给量在 20 g/d 以上,每天供给 300～500 g 蔬菜,基本满足机体需要。钙 800 mg、铁 12～18 mg、碘 150 μg、锌 15 mg、铜 2～3 mg、硒 50 μg。食物中奶及奶制品含钙丰富,且吸收率高,其次为蛤蜊、螃蟹、虾皮、鸡蛋、骨粉等,蔬菜和豆类食物中钙吸收受草酸、植酸影响较大,饮食配制时应注意膳食纤维的需要量。

二、软饭

软食比普食易于消化,介于普通饮食和半流质饮食之间,制作要求比普通饮食更高。须注意改进烹调方法,便于咀嚼,易于消化。值得注意的是软饭为营养平衡的饮食。

(一)适应证

消化吸收能力差、牙齿咀嚼不便、轻微发热,牙病和消化管疾病患者、老人及幼儿。

(二)配餐原则

(1)应供给细软、易咀嚼及易消化食物。

(2)总能量宜控制在 9.24～10.04 MJ(2 200～2 400 kcal)。蛋白质及脂肪按正常需要供给,主食不限量,每天 4 餐,除主食 3 餐外,另增加 1 餐牛奶。

(3)应选用细软、清淡的食物,忌用油炸食品。主食中馒头、包子、饺子、馄饨等均可,做馅的蔬菜应选含膳食纤维少的食物;米饭、面条等应比普食要软而烂。

(4)可用食物。①主食:软米饭、馒头、包子、饺子、面条、粥类。②肉类:肌纤维较短的肉类,如鱼类、兔肉,或畜禽肉丸、肉末等。③蛋类:蛋花、蒸蛋羹、荷包蛋等。④蔬菜:选择纤维较少的蔬菜,如胡萝卜、南瓜、冬瓜、花菜、嫩豌豆角、土豆等,通常要切细煮软。⑤豆类:豆浆、豆花、豆腐等。⑥水果:果汁、去皮煮水果、熟香蕉等。⑦奶类:牛奶、酸奶等。

(5)禁用食物。油煎炸食物,如粢饭糕、炸猪排等;生冷及含纤维多的蔬菜,如豆芽、芹菜、韭菜;坚果类如花生米、核桃、杏仁、榛子等均不可食。制成花生酱、杏仁酪、核桃酪即可食用;整粒豆不易咀嚼和消化,故不可食;刺激性调味品不能用,如辣椒粉、芥末等。

三、半流质饮食

半流质饮食是介于软食与流质饮食之间的过渡饮食,外观呈半流体状态,比软食更易消化,通常采用限量、多餐次供给的形式。

(一)适应证

体温较高、不能咀嚼或吞咽困难、有较严重的消化管疾病、体弱食差及手术后患者、刚分娩的产妇等。

(二)配餐原则

(1)食物以半流体为主,仅作为过渡性食品,如长期使用,可导致营养不足。

(2)全天总能量为 6.28～7.53 MJ(1 500～1 800 kcal),能量过高对刚做过手术者、羸弱高热的患者不易接受;蛋白质应按正常量供给;各种维生素及矿物质应注意补充。尽量注意营养平衡,味美可口。主食定量,全天不超过 300 g。注意品种多样化,以增进食欲。

(3)可参照软饭制作方法选用能制成半流体的食品,禁用多纤维、胀气、油腻食品和刺激性调味品,如生水果、硬纤维蔬菜等,软细蔬菜可用菜泥、菜糊,慎用牛奶、豆浆及过甜的食品。

(4)少量多餐,每隔2～3小时进食1餐,每天5～6餐。

(5)主食可食大米粥、小米粥、挂面、面条、面片、馄饨、面包、烤面包片、藕粉等。

(6)副食选瘦嫩猪肉制成肉泥、余小肉丸、小蛋饺等,虾仁、软烧鱼块、余鱼丸、碎肝片等;蛋类除油煎炸外,其他如蒸蛋羹、酱蛋、炒鸡蛋、蛋花、咸蛋、松花蛋等均可食;乳类及其制品如奶油、黄油、杏仁豆腐及蛋糕等均可食用;豆类宜制成豆浆、豆腐脑、豆腐、豆腐干等;还可用少量碎嫩菜叶;点心可食牛奶煮鸡蛋、豆浆蛋糕等。

(7)禁用食物:干豆类、毛豆、大块蔬菜、大量肉类、蒸饺、油炸食品(如熏鱼、炸丸子)等均不可食。还有蒸米饭、烙饼等硬而不易消化的食物及刺激性调味品等均不宜食。

四、流质饮食

流质饮食也称流质,含渣很少,呈流体状态。所供能量、蛋白质及其他营养素均较缺乏,为不平衡饮食,不宜长期使用。通常分为流食、浓流质、清流质、冷流质及不胀气流质。

(一)适应证

体温高、不能咀嚼或吞咽困难、消化管急性炎症、食管狭窄、食管癌、口腔手术、面或颈部手术、外科各种大手术后及危重患者。

(二)配餐原则

(1)所有食物均为液体状或易溶解为液体,不含固体块或渣,容易吞咽、消化和吸收。只能短期使用,通常为2～4天,或作为过渡期食品。

(2)每天供给总能量为3.35～4.18 MJ(800～1 000 kcal),少食多餐,每天可供餐6～7次,每次以200～250 mL为宜。

(3)可用食物:流质饮食选用食物比半流质饮食更严格,可用食物有以下几种。①谷类:稠米汤、藕粉、粥类。②蛋类:蛋花、蒸嫩蛋羹。③奶类:牛奶、酸奶等。④豆类:豆浆、过滤绿豆汤等。⑤菜类:新鲜菜汁、菜汤。⑥汤类:清炖鸡汤、肉汤、肝泥汤。⑦水果:鲜果汁如橘、橙、梨、葡萄等原汁。

(4)不宜用食物:一切非流质饭——固体、多纤维、油腻厚味、含浓烈调味品的食物均不适宜。凡较大的腹部手术及痢疾患者,不食用牛奶、豆浆及过甜的食品以预防腹胀发生。喝牛奶后感觉胃不适者,可以试用酸奶或在牛奶中加入其他食物以冲淡乳糖。

(三)流质分类

1.普通流质饮食

可食用米汤、蛋花汤、蒸蛋羹,牛奶、麦乳精、菜汁、果汁,各种肉汤、藕粉、豆浆、豆腐脑、过筛赤豆或绿豆汤等。如需高能量则多选用浓缩食品,如奶粉、鸡茸汤等,或进行特别流质饮食配制。

2.清流质饮食

(1)适应证:某些腹部手术后,由静脉输液过渡到食用全流质饮食或半流质饮食前,先采用清流质饮食;用于准备肠手术或钡剂灌肠前;作为急性腹泻初步口服食物以补充液体及电解质,也可作为严重衰弱患者起始口服营养。

(2)配餐原则:①清流质饮食是限制较严格的流质饮食,不含胀气食品,在结肠内应留最少的残渣,比通常全流质饮食更清淡,主要供给液体及少量能量和电解质,以防止机体脱水。②为防止腹部胀气,清流质饮食不用牛奶、豆浆、浓糖水及一切易胀气食品。③每餐数量不宜过多。④清流质饮食所供营养甚低,能量及其他营养素均不足,只能在极短期内应用。如长期使用,将导致营养缺乏。⑤其他要求与流质饮食同。⑥清流质饮食可用食物:米汤、稀藕粉、杏仁露、去油肉汤、少油菜汤、过滤果汁、果汁胶冻、淡茶、去咖啡因淡咖啡;根据病情可用蒸嫩蛋羹、冲鸡蛋花等。

3.浓流质饮食

以无渣较稠食物为宜,鸡蛋薄面糊、较稠的藕粉、奶粉冲麦乳精、牛奶等均可食。常用于头面部手术,而患者消化和吸收功能均良好,需要管饲营养者。

4.冷流质饮食

(1)适应证:用于喉部术后最初1～2天,如扁桃体切除患者,上消化道出血患者,也需用适量冷流质饮食。

(2)配餐原则:①防止刺激:冷流质饮食不用热食品、酸味食品及含刺激性香料的食品,以防止引起伤口出血及对喉部刺激,其他原则同流质饮食。②可用食物:冷牛奶、冷豆浆、冷蛋羹、杏仁豆腐、冰激凌、冰砖、冰棍、不酸的果汁、煮果子水、果汁胶冻等,适用于扁桃体术后患者,故手术后第1天可多食用。③消化道出血:上消化道出血患者,通常于禁食后先用冷流质饮食。

5.不胀气流质饮食

即忌甜流质饮食,除忌蔗糖、牛奶、豆浆等产气食品外,其余同流质饮食。适用于腹部和盆腔手术后使用。

第三节 肠内营养

肠内营养是一种采用口服或管饲等途径经胃肠道提供代谢需要的能量及营养基质的营养治疗方式。存在营养风险/不良的患者,只要胃肠道有功能,应尽早开始肠内营养支持。早期接受肠内营养可以增加能量、蛋白和微量营养素摄入,改善厌食和乏力的状态,维持和改善营养状态,减少并发症。

肠内营养的营养物质经门静脉系统吸收输送至肝脏,有利于内脏(尤其是肝脏)的蛋白质合成及代谢调节;在同样热量与氮量的条件下,应用肠内营养的患者的体重增长、氮潴留均优于全肠外营养,而且人体组成的改善也较明显。

长期持续应用全肠外营养会使小肠黏膜细胞和营养酶系的活性退化,而肠内营养可以改善和维持肠道黏膜细胞结构与功能的完整性,有防止肠道细菌移位的作用。肠内营养较价廉,对技术和设备的要求较低,使用简单,易于临床管理。

一、肠内营养的途径

肠内营养的途径主要取决于患者胃肠道解剖的连续性、功能的完整性、肠内营养实施的预计时间、有无误吸可能等因素。根据途径不同可以将肠内营养分为口服营养补充和管饲营养支持。

(一)口服营养补充

口服营养补充是肠内营养的首选,适合于能口服摄食但摄入量不足者,是最安全、经济、符合生理的肠内营养支持方式。存在营养风险/不良时,在饮食基础上补充经口营养补充剂可以改善营养状况,但不影响饮食摄入量。经口营养补充可以减少卧床患者的营养风险和手术后并发症。蛋白质含量较高的口服营养补充剂,可以减少发生压疮的风险。

(二)管饲营养支持

如不能进行口服营养补充或营养补充持续不足,应考虑进行管饲营养支持。管饲的优点在于管饲可以保证营养液的均匀输注,充分发挥胃肠道的消化吸收功能。常见的管饲途径有鼻饲管和经消化道造口置管。

（1）鼻饲管在临床中较为常见，主要用于短期进食障碍患者（一般短于4周），优点是并发症少，价格低廉，容易放置。鼻饲管经鼻腔植入导管，管端可置于胃十二指肠或空肠等处。根据其位置不同，分为鼻胃管、鼻十二指肠管和鼻空肠管。

鼻胃管喂养适用于胃肠道连续性完整的患者，缺点是存在反流与误吸的危险。

鼻十二指肠管或鼻空肠管是指导管前端位于十二指肠或空肠，主要适用于胃或十二指肠连续性不完整（胃瘘、幽门不全性梗阻、十二指肠瘘、十二指肠不全性梗阻等）和胃或十二指肠动力障碍的患者。此法可一定程度上减少营养液的反流或误吸。

经鼻放置导管可导致鼻咽部溃疡、鼻中隔坏死、鼻窦炎、耳炎、声嘶以及声带麻痹等并发症。聚氨酯或硅胶树脂制成的细芯导管比较光滑、柔软、富有弹性，可以增加患者舒适度，减少组织压迫坏死的风险，能保证鼻饲管的长期应用，尤其适于家庭肠内营养患者。从鼻尖到耳垂再到剑突的距离即为喂养管到达胃部的长度，一般为55 cm，再进30 cm则表示可能已进入十二指肠。置管操作可以在病患者床旁进行，也可在内镜或X线辅助下进行。床旁放置肠内营养管可以先放鼻胃管，然后让其自行蠕动进入小肠。置管前给予胃动力药有一定帮助。导管位置可通过注射空气后听诊、抽取胃液或肠液、X线透视等方式加以确认。内镜或X线辅助下放置鼻肠管的成功率可达85%～95%。

（2）经消化道造口管饲肠内营养避免了鼻腔刺激，而且可用于胃肠减压、pH监测、给药等。适用于营养支持时间较长、消化道远端有梗阻而无法置管者，或不耐受鼻饲管者。消化道造口常见的有胃造口、经皮内镜下胃造口、空肠造口等。

胃造口可采取手术（剖腹探查术或腹腔镜手术）或非手术方式。

经皮胃镜下胃造口术无须全麻，创伤小，术后可立即灌食，可置管数月至数年，满足长期喂养的需求。

空肠造口可以在剖腹手术时实施，包括空肠穿刺插管造口或空肠切开插管造口。优点在于可减少反流与误吸，并可同时实行胃肠减压，因此尤其适用于十二指肠或胰腺疾病患者，以及需要长期营养支持的患者。为充分利用小肠功能并减少腹泻，插管部位以距屈氏韧带15～20 cm为宜。如患者经济条件允许，应尽量使用配套的穿刺设备。

二、肠内营养的配方

肠内营养配方同普通食物相比,化学成分明确;营养全面,搭配合理;更加易于消化、稍加消化、无须消化即可吸收;无渣或残渣极少,粪便数量显著减少;不含乳糖,适用于乳糖不耐受者。

根据组分不同,肠内营养制剂分为要素型、非要素型、疾病特异型、组件型4类。

(一)要素型肠内营养制剂

要素型肠内营养制剂主要是氨基酸或短肽类制剂,这两类制剂成分明确,无须消化即可直接被吸收,不含残渣,适用于胃肠道消化和吸收功能部分受损的患者,但口感较差,更常用于管饲。

(二)非要素型肠内营养制剂

非要素型肠内营养制剂也叫整蛋白型肠内营养制剂,以整蛋白作为主要氮源,临床中较为常见,需要胃肠道部分或全部消化吸收,味道相对可口,渗透压接近等渗,口服与管饲均可,适用于胃肠道基本正常的患者。

(三)疾病特异型肠内营养制剂

非要素型肠内营养制剂从功能上又可分为糖尿病专用型、肿瘤适用型、低蛋白专用型、免疫增强型、肺病专用型等。

1.糖尿病专用型肠内营养制剂

配方符合国际糖尿病协会的推荐和要求,提供的营养物质符合糖尿病患者的代谢特点,处方的特点主要是碳水化合物来源于木薯淀粉和谷物淀粉,可改善糖耐量异常患者的血糖曲线下面积及胰岛素曲线下面积,因此能减少糖尿病患者与糖耐受不良患者的葡萄糖负荷。适用于患有糖尿病的患者,或一过性血糖升高者合并有营养不良,有肠道功能而又不能正常进食的患者。

2.肿瘤适用型肠内营养乳剂

肿瘤适用型肠内营养乳剂是一种高脂肪、高能量、低碳水化合物含量的肠内全营养制剂,特别适用于病癌症患者的代谢需要。其中所含 ω-3 脂肪酸以及维生素 A、维生素 C 和维生素 E 能够改善免疫功能、增强机体抵抗力。此外,内含膳食纤维有助于维持胃肠道功能。在体内消化吸收过程同正常食物类似。适用于癌症患者的肠内营养。

3.免疫增强型肠内营养制剂

富含精氨酸、ω-3 多不饱和脂肪酸和核糖核酸的高蛋白、不含乳糖和蔗糖。

用于满足危重患者在应激状态的特殊营养和代谢需要。其在体内消化吸收过程同正常食物。

4.肺病专用型肠内营养混悬液

本品是专门用于肺部疾病患者的营养制剂,是高脂、低碳水化合物的肠内营养配方,可减少二氧化碳的生成,从而减少慢性阻塞性肺部疾病(COPD)或急性呼吸衰竭引起的二氧化碳滞留。适用于慢性阻塞性肺部疾病、呼吸衰竭、呼吸机依赖、囊性纤维化等。

(四)组件型肠内营养制剂

仅以某种或某类营养素为主的肠内营养制剂,可以作为某些营养素缺乏的补充,满足患者的特殊需求。

目前,临床上可以选用的肠内营养配方很多,成分与营养价值差别很大,选择配方时主要考虑患者的胃肠道功能。根据患者的消化吸收能力,确定肠内营养配方中营养物质的化学组成形式。消化功能受损(如胰腺炎、腹部大手术后早期、胆道梗阻)或吸收功能障碍(广泛肠切除、炎症性肠病、放射性肠炎)者,需要简单、易吸收的配方,如短肽或氨基酸等要素型配方;如消化道功能完好,则可选择非要素型肠内营养配方。

其次,要考虑到患者的疾病情况。糖尿病患者可以选择糖尿病专用配方;肾功能不全患者可以选择肾功能不全专用配方;免疫功能异常患者可以选择具有免疫调节作用的配方;不耐受高脂肪患者可以选择低脂配方;选择低渗或等渗的配方等。

还要根据患者的营养状态及代谢状况确定营养需要量,高代谢患者应选择高能量配方,需要限制水分摄入的患者应选择浓度较高的配方(如能量密度为1.5 kcal/mL)。

三、肠内营养的实施

患者胃肠道功能减弱,不合适的肠内营养,特别是管饲营养容易出现并发症,所以,肠内营养应该让胃肠道有一个逐步适应、耐受的过程,在肠内营养刚刚开始的1～3天内,采用低浓度、低剂量、低速度的喂养方式,而后,根据患者的耐受情况,若无明显腹泻、腹胀等并发症,逐步增量。若能在3～5天内达到维持剂量,即说明胃肠道能完全耐受这种肠内营养。患者肠内营养的实施需要考虑下面几个因素。

(一)速度

目前临床上多主张通过输液泵连续 12～24 小时匀速输注肠内营养液,特别是危重患者。也可以使用重力滴注的方法,来匀速滴注肠内营养液。速度建议从 20 mL/h 时开始,根据耐受情况逐步增量,如果患者在输注肠内营养液过程中出现腹胀、恶心、腹泻等表现,应及时减慢输注速度或暂停输注。对于采用注射器推注的家庭肠内营养患病患者,建议缓慢推注,且单次推注总量控制在 200 mL 以内。

(二)温度

输注肠内营养液的温度应保持在 37 ℃左右,过凉的肠内营养液可能引起患者腹泻。

(三)浓度

肠内营养初期应采用低浓度的肠内营养制剂,而后根据患者的耐受情况,选择合适浓度的配方。

(四)角度

对于长期卧床、吞咽功能不良、误吸风险高的患者,口服或者胃内管饲肠内营养时,应注意保持坐位、半坐位或者将床头抬高 30°～45°的体位,以减少反流误吸的风险。

(五)导管冲洗

所有肠内营养管均有可能堵管,含膳食纤维的混悬液制剂较乳剂型制剂更易发生堵管。因此,在持续输注过程中,应每隔 4 小时即用 30 mL 温水脉冲式冲洗导管,在输注营养液的前后、不同药物输注前后也应予以冲洗,尽量避免混用不同药物。营养液中的酸性物质可以引发蛋白质沉淀而导致堵管,若温水冲洗无效,则可采用活化的胰酶制剂、碳酸氢钠冲洗。

(六)其他注意事项

如记录患者的出入量、一般情况、生命体征等;注意避免营养液污染;维持水、电解质和酸碱平衡等。

四、肠内营养的监测

患者进行肠内营养时,可能出现导管相关性、感染性、胃肠道、代谢方面等的并发症,所以,应进行相关的监测,了解营养支持的效果和重要脏器功能状态,以便及时调整营养支持方案,应对和处理相关并发症。

(1)监测胃潴留。评价肠内营养支持安全性及有效性的一个重要指标是胃肠道有无潴留。胃内喂养开始应定时监测胃残液量,放置鼻胃管的危重病者胃底或胃体的允许潴留量应≤200 mL,而胃肠造口管的允许潴留量应≤100 mL。如发现残余量过多,说明胃的耐受性较差,应暂停输注数小时或者降低输注速度。

(2)监测出入量。特别是对于高龄、心功能和肾脏功能不好的患者。

(3)监测肝、肾功能和钾、钠、氯等电解质水平。

(4)营养评估。

(5)导管的定期更换。

五、肠内营养的适应证和禁忌证

(一)适应证

1.进食量不足

(1)经口进食困难:由炎症、手术、神经系统疾病、肿瘤等引起的咀嚼/吞咽障碍,或由严重恶心、呕吐、神经性厌食等引起的无法正常进食。

(2)经口进食量不能满足营养需要:因疾病导致营养素需要量增加,但进食量不足,如大面积烧伤、创伤、脓毒血症、甲亢等。

2.消化吸收障碍

肠内营养有利于肠道的代偿性增生与适应,可以防止肠道黏膜萎缩、改善肠黏膜屏障功能、防止菌群移位。即使消化道存在结构或功能上的病变,如炎症性肠病、短肠综合征、肠瘘、吸收不良综合征、胃瘫、急性胰腺炎恢复期、肝病等,也可以通过选择合理的途径来给部分有功能的肠道提供营养支持。肠内营养也适用于结直肠手术的术前肠道准备及术后营养支持。

3.其他

其他可引起营养风险或常伴营养不良的病症,如肿瘤放化疗、慢性肾衰竭、糖尿病、慢性阻塞性肺疾病、心功能衰竭等。凡是预计短期内经口进食量无法满足目标需要量者,只要肠道能够耐受,都应该首选肠内营养支持。肠内营养还可作为肠外营养的补充或向正常饮食的过渡。

(二)禁忌证

肠内营养的绝对禁忌证是肠道完全性梗阻,下列情况不宜应用肠内营养。

(1)重症胰腺炎急性期。

（2）严重应激状态、麻痹性肠梗阻、上消化道活动性出血且出血量大、顽固性呕吐、严重腹泻或腹膜炎。

（3）小肠广泛切除4～6周以内。

（4）年龄＜3个月的婴儿。

（5）完全性肠梗阻及胃肠蠕动严重减慢的患者。

下列情况应慎用肠内营养支持：严重吸收不良综合征及长期少食衰弱的患者；小肠缺乏足够吸收面积的肠瘘患者；严重代谢紊乱的患者。

第四节 肠 外 营 养

肠外营养是经静脉途径供应患者所需要的营养要素，包括碳水化合物、脂肪乳剂、必需和非必需氨基酸、维生素、电解质及微量元素。目的是使患者在无法正常进食的状况下仍可以维持营养状况、增加体重和愈合创伤，幼儿可以继续生长、发育。肠外营养分为完全肠外营养和部分补充肠外营养。

一、肠外营养的适应证

肠外营养适用于胃肠道功能障碍或衰竭的患者，如肠功能障碍（衰竭、感染、手术后消化道麻痹）、完全性肠梗阻、无法经肠道给予营养（严重烧伤、多发创伤、重症胰腺炎等）、高流量的小肠瘘、严重营养不良、无法耐受肠内营养等。

年龄本身并非肠外营养支持的禁忌证。通过肠内营养支持达不到能量需求者，可采用肠外营养支持，以达到能量需求。摄入不足超过10天，或禁食超过3天，或不能经口进食或进行肠内营养支持的患者，建议进行肠外营养支持。肠外营养是病患者的有效营养支持方式，但不如肠内营养或经口进食更加符合生理。

二、肠外营养的禁忌证

对于生命体征或血流动力学不稳定、心血管功能或严重代谢紊乱需要控制者，需急诊手术、术前不可能实施营养支持者，不可治愈、无存活希望、临终患者，以及胃肠功能正常、适应肠内营养或5天内可恢复胃肠功能者，则不考虑肠外营养。

三、肠外营养的输注途径

选择合适的肠外营养输注途径主要取决于预期使用肠外营养的时间、肠外营养液的渗透压、患者的血管条件、凝血状态、护理的环境以及原发疾病的性质等因素。对于短期内输液、渗透压较低者可以选择外周静脉途径；对于输液时间＞10天，渗透压较高者，建议选择中心静脉导管或经外周置入中心静脉导管（PICC）。

（一）外周静脉置管

外周静脉输液临床上最为常见，适用于短期肠外营养、营养液渗透压低于850 mOsm/L、中心静脉置管禁忌或不可行者、存在导管感染或有脓毒症者。穿刺方法简便易行，可避免中心静脉置管操作相关、感染相关等并发症；缺点是输液渗透压不能过高，需反复穿刺，易发生静脉炎，不宜长期使用。

（二）中心静脉导管

临床上，如预期肠外营养时间超过10天，或营养液渗透压＞850 mOsm/L，考虑放置中心静脉导管。根据选择置入静脉不同可分为颈内静脉导管、锁骨下静脉导管、股静脉导管等；根据留置时间可分为短期、长期或永久导管；根据管腔的数量可分为单腔、双腔或三腔导管等。常见的并发症有手术并发症，如气胸、血胸、血肿等，以及感染并发症。

（三）经外周静脉置入中心静脉导管（PICC）

PICC与其他深静脉置管技术相比较，PICC放置更容易，并且并发症发生更少，导管放置后保留时间更长。对输液1周以上的、需要长期肠外营养治疗者，可作为输液治疗的首选途径，特别当病患者及家属对其他深静脉穿刺有顾虑者。PICC需要每周定期维护，常见的并发症有导管异位、静脉炎、上肢静脉血栓形成和感染等。

（四）植入式静脉输液港

植入式静脉输液港简称输液港，是一种新型输液管路技术，是完全植入人体内的闭合输液系统。该系统主要由供穿刺的注射座和静脉导管系统组成，可以用于输注肠外营养液。其优点是可减少反复静脉穿刺的痛苦和难度，同时可将各种药物直接输送到中心静脉处，防止刺激性药物对外周静脉的损伤；且该系统完全植入体内，降低了感染风险，患者生活质量较高。

四、肠外营养的配方

标准的肠外营养液组成包括葡萄糖、脂肪乳剂、复方氨基酸注射液、电解质、维生素、微量元素和矿物质等。碳水化合物、氨基酸、脂肪是肠外营养支持的三大要素,如果长期禁食、输液治疗的患者,无论体内缺乏哪一种营养底物均可影响代谢平衡,增加并发症。因此,在有疾病的情况下营养底物的补充应适量,如若过多或过少对人体均不利。

(一)碳水化合物

碳水化合物制剂是肠外营养治疗中的主要能量来源,以葡萄糖最常用,可提供经济的能量、补充体液。目前肠外营养支持中最多的碳水化合物是葡萄糖注射液(GS)、葡萄糖氯化钠注射液(GNS)、复方乳酸钠葡萄糖注射液(有高氯酸中毒时可考虑用此制剂)、复方乳酸钠山梨醇注射液、木糖醇注射液。葡萄糖的基础供给量为 2～4 g/kg 体重,提供所需能量的 50%～60%。葡萄糖的输注速度不应超过每分钟 4 mg/kg,以减少高血糖的发生。

(二)脂肪乳剂

脂肪乳剂是肠外营养治疗中的重要能量来源,同时,也在肠外营养治疗中提供必需脂肪酸。目前临床上较常用的有长链脂肪乳剂、中长链脂肪乳剂、结构脂肪乳剂、ω-3 鱼油脂肪乳剂等。鉴于中长链脂肪乳剂氧化供能快、节氮效应显著、对肝功能影响小、较少影响免疫功能等特点,较适合患者。脂肪乳的基础供给量为 1 g/kg 体重,当血清甘油三酯水平高于 3 mmol/L 时应慎用,休克未获纠正或氧供不足情况下不宜应用。而且需要注意,脂肪乳应该慢输,输注过快可能引起脂肪超载综合征,出现发热、寒战等表现。

(三)氨基酸制剂

氨基酸的主要功能并不是为提供能量,而是维持机体的结构和生理功能。目前临床上较常用的有平衡型氨基酸、肝用氨基酸、肾用氨基酸、谷氨酰胺制剂等。一般情况下,氨基酸的需要量为 0.8～1.2 g/(kg·d)。处于高分解代谢状态的严重营养不良患者,在肝、肾功能许可的情况下,氨基酸的供给可提高到 1.5 g/(kg·d)。

(四)其他营养素

如电解质、多种维生素、矿物质等。患者要考虑多种维生素和矿物质的缺乏,需要定期补充。患者维生素的需要量与正常成年人无差异,肠外营养时可每天常规补充水溶性维生素和脂溶性维生素各 1 支。患者容易发生电解质紊乱，且机体自身调节能力差，临床上肠外营养时应定时监测，及时补充和调整。

患者常合并多种疾病，临床上进行肠外营养时，要根据其生化指标结果和异常脏器功能耐受的营养量而制定配方。例如，对于心功能衰竭的患者，要限制液体总入量，输液速度不宜过快，补液浓度高，多需要深静脉途径。对于肝功能衰竭的患者，氨基酸应选用肝用氨基酸，脂肪乳最好选择中/长链脂肪乳剂。对于肾衰竭的患者，要限制入量，应使用中/长链脂肪乳剂、肾用氨基酸、限蛋白入量、限镁、限磷。对于肿瘤患者，建议糖脂比 1：1，补充特殊营养物质如 ω-3 脂肪乳剂、谷氨酰胺等。

五、肠外营养的实施

肠外营养应以全合一方式输注，全合一肠外营养液中各种营养成分同时均匀输入，代谢利用率好；由于采用合理的糖脂产能比、热氮比，所以能更快达到正氮平衡。目前临床上常见的方式有以下几种。

（一）单瓶输注

容易出现多种并发症，不提倡。

（二）多瓶串输

多瓶营养液可通过"三通"或 Y 型输液接管混合串输。虽简便易行，但弊端多，不宜提倡。

（三）即用型商品化全合一输注

新型全营养液产品（两腔袋、三腔袋）可在常温下保存 24 个月，避免了医院内配制营养液的污染问题。能够更安全便捷地用于不同营养需求患者经中心静脉或经周围静脉的肠外营养液输注。缺点是无法做到配方的个体化。

（四）全合一（All-in-One）输注

由培训后的护士（国外是药师操作）严格按照标准操作规程在层流房间、洁净台内无菌的条件下进行混合，配置成"全合一"营养液。全营养液无菌混合技术是将所有肠外营养日需成分（葡萄糖、脂肪乳剂、氨基酸、电解质、维生素及微量元素）先混合在一个袋内，然后输注。此法使肠外营养液输入更方便，而且各种营养素的同时输入对合成代谢更合理。

六、肠外营养的监测

肠外营养支持对患者有重要价值，但应用不当或监测不及时，可能导致明显的并发症,如再喂养综合征、高血糖、低血糖、肝胆并发症、代谢性酸中毒、高脂血症、二氧化碳产生过多、代谢性骨病、感染性并发症等。临床医师对此要有足够的警惕,应对患者严密监测以减少这些并发症的发生。

(1)患者输注肠外营养时,应严格监测出入量水平。

(2)长期处于半饥饿状态的慢性消耗性疾病的患者接受肠外营养时应密切监测血清磷、镁、钾和血糖水平。

(3)糖尿病患者或糖耐量异常者,糖的输入速度应减慢且必须严密监测尿糖、血糖。在营养支持实施的前三天,或胰岛素剂量有任何变化时,应每天监测血糖直至指标稳定。

(4)血清电解质(钠、钾、氯、钙、镁和磷)必须在营养支持的前三天每天监测1次,指标稳定后每周仍应随访一次。

(5)静脉输入脂肪乳剂的患者应监测其脂肪廓清情况,通常采用血浊度目测法,必要时可查血甘油三酯水平。

(6)完全肠外营养患者应每周监测肝、肾功能,定期行肝、胆囊超声检查。

(7)长期完全肠外营养的患者应定期测骨密度。

第八章

排 泄 护 理

第一节 导 尿 技 术

一、女患者导尿法

(一)目的

为昏迷、尿潴留、尿失禁或会阴部有损伤者,留置尿管以保持局部干燥清洁,协助临床诊断、治疗、手术。

(二)操作前准备

(1)告知患者和家属:操作目的、方法、注意事项、配合方法及可能出现的并发症。

(2)签知情同意书。

(3)评估患者:①病情、意识状态、自理能力、合作程度及耐受力;②膀胱充盈度;③会阴部清洁程度及皮肤黏膜状况。

(4)操作护士:着装整洁、修剪指甲、洗手、戴口罩。

(5)物品准备:治疗车、一次性导尿包、一次性多用巾、快速手消毒剂、隔离衣、污物桶、消毒桶;必要时备会阴冲洗包、冲洗液、便盆。

(6)环境:整洁、安静、温度适宜、私密。

(三)操作过程

(1)穿隔离衣,携用物至患者床边,核对患者腕带及床头卡。

(2)关闭门窗。

(3)协助患者摆好体位,脱去对侧裤腿盖在近侧腿部,取仰卧屈膝位。

(4)两腿外展,暴露会阴部。

(5)多用巾铺于患者臀下,打开导尿包外包装,初步消毒物品置于两腿之间。

(6)一手戴手套,将碘伏棉球放入消毒弯盘内,另一手持镊子依次消毒阴阜、双侧大阴唇、双侧小阴唇外侧、内侧和尿道口(每个棉球限用 1 次),顺序为由外向内、自上而下。

(7)脱手套,处理用物,快速手消毒剂洗手。

(8)将导尿包置于患者双腿之间,打开形成无菌区。

(9)戴无菌手套,铺孔巾。

(10)检查气囊,将导尿管与引流袋连接备用。将碘伏棉球放于无菌盘内,用液状石蜡纱布润滑尿管前端至气囊后 4~6 cm。

(11)用纱布分开并固定小阴唇,再次按照无菌原则消毒尿道口以及左、右小阴唇内侧,最后 1 个棉球在尿道口停留 10 秒。

(12)更换镊子,夹住导尿管插入尿道内 4~6 cm,见尿后再插入 5~7 cm,夹闭尿管开口。

(13)按照导尿管标明的气囊容积向气囊内缓慢注入无菌生理盐水,轻拉尿管有阻力后,连接引流袋。

(14)摘手套妥善固定引流管及尿袋,位置低于膀胱,尿管标识处注明置管日期。

(15)整理床单位,协助患者取舒适卧位。

(16)整理用物,按医疗垃圾分类处理用物。

(17)脱隔离衣,擦拭治疗车。

(18)洗手,记录置管日期,观察尿液的量、性质、颜色等,确认医嘱。

(四)注意事项

(1)严格执行查对制度和无菌操作技术原则。

(2)保护患者隐私。

(3)对膀胱高度膨胀且极度虚弱的患者,第一次放尿不得超过 1 000 mL,以免膀胱骤然减压引起血尿和血压下降导致虚脱。

(4)为女患者插尿管时,如导尿管误入阴道,应另换无菌导尿管重新插管。

(5)插入尿管动作要轻柔,以免损伤尿道黏膜。

(6)维持密闭的尿路排泄系统在患者的膀胱水平以下,避免挤压尿袋。

(五)评价标准

(1)患者和家属知晓护士告知的事项,对操作满意。

（2）遵循查对制度,符合无菌技术、标准预防原则。

（3）操作规范、安全,动作娴熟。

（4）尿管与尿袋连接紧密,引流通畅,固定稳妥。

二、男患者导尿法

(一)目的

同女性患者。

(二)操作前准备

评估男性患者有无前列腺疾病等引起尿路梗阻的情况,余同女性患者。

(三)操作过程

（1）穿隔离衣,携用物至患者床边,核对患者腕带及床头卡。

（2）关闭门窗。

（3）协助患者摆好体位,脱去对侧裤腿盖在近侧腿部,取仰卧屈膝位。

（4）两腿外展,暴露会阴部。

（5）多用巾铺于患者臀下,打开导尿包外包装,初步消毒物品置于两腿之间。

（6）一手戴手套,将碘伏棉球放入消毒弯盘内,另一手持镊子依次消毒阴阜、阴茎、阴囊。用纱布裹住患者阴茎,使阴茎与腹壁呈 60°,将包皮向后推,暴露尿道口,用碘伏棉球由内向外螺旋式消毒尿道口、龟头及冠状沟 3 次,每个棉球限用 1 次。

（7）脱手套,处理用物,快速手消毒剂洗手。

（8）将导尿包置于患者双腿之间,打开形成无菌区。

（9）戴无菌手套,铺孔巾。

（10）检查气囊,将导尿管与引流袋连接备用。将碘伏棉球放于无菌盘内,用液状石蜡纱布润滑尿管前端至气囊后 20～22 cm。

（11）一手持纱布包裹阴茎后稍提起和腹壁呈 60°,将包皮后推,暴露尿道口。以螺旋方式消毒尿道口、龟头、冠状沟 3 次,每个棉球限用 1 次,最后一个棉球在尿道口停留 10 秒。

（12）提起阴茎与腹壁呈 60°,更换镊子持导尿管,对准尿道口轻轻插入 20～22 cm,见尿后再插入 5～7 cm。

（13）按照导尿管标明的气囊容积向气囊内缓慢注入无菌生理盐水,轻拉尿管有阻力后,撤孔巾。

（14）摘手套妥善固定引流管及尿袋，尿袋的位置低于膀胱，尿管应有标识并注明置管日期。

（15）整理床单位，协助患者取舒适卧位。

（16）整理用物、按医疗垃圾分类处理用物。

（17）脱隔离衣，擦拭治疗车。

（18）洗手，记录置管日期，观察尿液的量、性质、颜色等，确认医嘱。

（四）注意事项

（1）严格执行查对制度和无菌操作技术原则。

（2）保护患者隐私。

（3）对膀胱高度膨胀且极度虚弱的患者，第一次放尿不得超过 1 000 mL，以免膀胱骤然减压引起血尿和血压下降导致虚脱。

（4）插入尿管动作要轻柔，以免损伤尿道黏膜。

（5）男性患者包皮和冠状沟易藏污垢，导尿前要彻底清洁，导尿管插入前建议使用润滑止痛胶，插管遇阻力时切忌强行插入，必要时请专科医师插管。

（五）评价标准

（1）患者和家属知晓护士告知的事项，对操作满意。

（2）遵循查对制度，符合无菌技术、标准预防原则。

（3）操作规范、安全，动作娴熟。

（4）尿管与尿袋连接紧密，引流通畅，固定稳妥。

第二节　膀胱冲洗术

一、目的

（1）对留置导尿管的患者，保持其尿液引流通畅。

（2）清除膀胱内的血凝块、黏液、细菌等异物，预防感染的发生。

（3）治疗某些膀胱疾病，如膀胱炎、膀胱肿瘤。

二、准备

(一)用物准备

治疗盘(消毒物品)1套、无菌膀胱冲洗装置1套、冲洗液按医嘱备、弯血管钳1把、输液调节器1个,必要时备启瓶器、输液架各1个。

(二)患者、护理人员及环境准备

患者了解膀胱冲洗目的、方法、注意事项及配合要点。护理人员应衣帽整齐,修剪指甲,洗手,戴口罩。环境安静、整洁,光线、温度、湿度适宜,关闭门窗。

三、操作步骤

(1)准备物品和冲洗溶液(生理盐水、0.02%呋喃西林溶液、3%硼酸溶液、0.2%氯己定溶液、0.1%新霉素溶液、0.1%雷夫奴尔溶液、2.5%醋酸等),仔细检查冲洗液有无浑浊、沉淀或絮状物;备齐用物,携至患者床边。

(2)核对患者床号、姓名,向患者解释操作目的和过程。

(3)按医嘱取冲洗液,冬季冲洗液应加温至38～40 ℃,以防低温刺激膀胱,常规消毒瓶塞,打开膀胱冲洗装置,将冲洗导管针头插入瓶塞,严格执行无菌操作技术,将冲洗液瓶倒挂于输液架上,瓶内液面距床面60 cm,以便产生一定的压力使液体能够顺利滴入膀胱,排气后用弯血管钳夹导管。

(4)打开引流管夹子,排空膀胱,降低膀胱内压,便于冲洗液顺利滴入膀胱。

(5)夹毕引流管,开放冲洗管,使溶液滴入膀胱,调节滴速,滴速一般为60～80滴/分,以免患者尿意强烈,膀胱收缩,迫使冲洗液从导尿管侧溢出尿道外。

(6)待患者有尿意或滴入溶液200～300 mL后,夹毕冲洗管,放开引流管,将冲洗液全部引流出来后,再夹毕引流管。

(7)按需要量,如此反复冲洗,一般每天冲洗2次,每次500～1 000 mL,冲洗过程中,经常询问患者感受,观察患者反应及引流液性状。

(8)冲洗完毕,取下冲洗管,清洁外阴部,固定好导尿管。

(9)协助患者取舒适卧位,整理床单位,清理物品。

(10)洗手记录冲洗液名称、冲洗量、引流量、引流液性质、冲洗过程中患者的反应。

四、注意事项

(1)严格遵医嘱并根据病情准备冲洗液。

(2)根据膀胱冲洗"微温、低压、少量、多次"的原则进行冲洗。

（3）保持冲洗管及引流管的无菌,冲洗过程中注意无菌原则。

（4）冲洗过程若患者出现不适或有出血情况,应立即停止冲洗,并与医师联系。

（5）如滴入治疗用药,须在膀胱内保留 30 分钟后再引流出体外,有利于药液与膀胱内液充分接触,并保持有效浓度。

（6）冲洗时不宜按压膀胱。

第三节　膀胱灌注术

一、评估

（1）评估患者既往手术史和疾病史。

（2）评估患者一般情况及自理能力。

（3）评估患者的会阴及皮肤黏膜情况。

（4）评估患者生命体征、灌注前排尿。

（5）评估患者灌注次数及尿道情况。

二、准备

（一）用物准备

治疗盘(消毒物品)1 套、无菌膀胱灌注装置 1 套、灌注液按医嘱备、弯血管钳 1 把、输液调节器 1 个,必要时备启瓶器、输液架各 1 个。

（二）患者、护理人员及环境准备

患者了解膀胱灌注目的、方法、注意事项及配合要点。护理人员应衣帽整齐,修剪指甲,洗手,戴口罩。环境安静、整洁,光线、温度、湿度适宜,屏风遮挡,关闭门窗。

三、操作步骤

（1）准备物品和灌注溶液,仔细检查灌注液有无浑浊、沉淀或絮状物;备齐用物,携至患者床边。

（2）核对患者床号、姓名,向患者解释操作目的和过程。

（3）洗手，戴无菌手套，常规清洗消毒外阴及尿道口，铺洞巾，润滑导尿管，检查导尿管是否通畅，行无菌导尿术。

（4）按医嘱取灌注液，冬季灌注液应加温至 38～40 ℃，以防低温刺激膀胱。排空膀胱内残余尿量，常规消毒瓶塞，打开膀胱灌注装置，将 0.9％生理盐水 50 mL＋吉西他滨 1～2 g 或 0.9％生理盐水 50 mL＋卡介苗 60～120 mg 注入膀胱内，再用注射器注入 10 mL 生理盐水冲管，过程中应严格执行无菌操作技术，观察患者有无不适。

（5）药液灌注完后，反折尿管末端，将尿管拔出，清洁会阴部。

（6）协助患者取舒适卧位，指导患者每 10～15 分钟改变一次体位。

（7）整理床单位，清理物品。

（8）洗手，摘口罩。记录灌注液名称、灌注量、引流量、引流液性质，灌注过程中患者的反应。

四、注意事项

（一）灌注前注意事项

（1）前一晚充足睡眠。

（2）灌注前 2 小时内避免大量饮水及服用利尿剂。

（3）灌注前排空膀胱，以便使膀胱内药液达到有效浓度。

（二）灌注后注意事项

（1）灌注后，膀胱内药液保留 0.5～2.0 小时后自行排出药液。

（2）灌注后 2 小时应大量饮水，以减少药物对尿道黏膜的刺激。

（3）24 小时内每次排尿后应冲洗外阴。

（4）灌注后 1 周均应多喝水，避免喝茶、喝咖啡、饮酒等。

（5）如有化学性膀胱炎、血尿等症状，遵医嘱延长灌注间隔时间、减少剂量、使用抗生素等，特别严重者暂停膀胱灌注。

第四节　灌　肠　术

一、目的

（1）刺激肠蠕动，软化和清除粪便，排出肠内积气，减轻腹胀。

（2）清洁肠道，为手术、检查和分娩做准备。

（3）稀释和清除肠道内有害物质，减轻中毒。

（4）为高热患者降温。

根据灌肠的目的不同分为保留灌肠和不保留灌肠。不保留灌肠按灌入液体量不同，分为大量不保留灌肠和小量不保留灌肠（小量不保留灌肠适用于危重患者、体弱老年人、小儿、孕妇等）。

二、准备

（一）物品准备

治疗盘内备通便剂（按医嘱备）、一次性手套1双、剪刀（用开塞露时）1把，弯盘1个、卫生纸、纱布1块。

治疗盘外备：温开水（用肥皂栓时）适量、屏风、便盆、便盆布1个。

（二）患者、护理人员及环境准备

患者了解通便目的、方法、注意事项及配合要点。取侧卧屈膝位，调整情绪，指导或协助患者清洗肛周，备便盆。护理人员应衣帽整齐，修剪指甲，洗手，戴口罩。环境安静、整洁，光线、温度、湿度适宜，关闭门窗，备屏风或隔帘，保护患者隐私，消除紧张、恐惧心理，取得合作。

三、评估

（1）评估患者病情、治疗情况、意识、心理状态及合作度。

（2）评估患者的腹胀情况，肛周皮肤和黏膜的完整性。

四、操作步骤

（1）关闭门窗，用屏风遮挡患者，保护患者隐私。

（2）条件许可患者可帮助其取左侧卧位，双腿屈曲，背向操作者，暴露肛门，便于操作。

（3）患者臀部移至床沿，臀下铺一次性尿垫，保持床单位清洁，便器放置在床旁。

（4）将弯盘置于臀部旁，用血管钳关闭灌肠筒胶管倒灌肠液于筒内，悬挂灌肠筒于输液架上，灌肠筒内液面与肛门距离不超过30 cm。

（5）将玻璃接头一头连接肛管，另一头连接灌肠筒胶管。

（6）戴一次性手套，一手分开肛门，暴露肛门口，嘱患者张口呼吸，使患者放松便于插管，另一手将肛管轻轻旋转插入肛门，沿着直肠壁进入直肠7～10 cm。

（7）固定肛管,打开血管钳,缓缓注入灌肠液,速度不可过快过猛,以防刺激肠黏膜,出现排便。

（8）用血管钳关闭灌肠筒胶管,一手持卫生纸紧贴肛周下沿,防止灌肠液流出,另一手将肛管轻轻拔出,置弯盘内。

（9）擦净肛周,协助患者取舒适卧位,灌肠液在体内保留 10～20 分钟后再排便。充分软化粪便,提高灌肠效果。

（10）清理用物。

（11）协助患者排便,整理床单位。洗手、记录。

五、注意事项

（1）灌肠液温度控制在 38 ℃,温度过高损伤肠黏膜,温度过低可引起肠痉挛。

（2）灌肠如遇患者有便意、腹胀时,嘱患者做深呼吸,让灌肠液在体内尽量保留 10～20 分钟后再排便。

（3）消化道出血、急腹症、妊娠、严重心血管疾病患者禁忌灌肠。

六、相关护理方法

（一）人工取便术

（1）条件许可患者可帮助其取左侧卧位,双腿屈曲,背向操作者,暴露肛门,便于操作。

（2）患者臀下铺一次性尿垫保持床单位清洁,便器放置在床旁。

（3）戴一次性手套,在右手示指端倒 1～2 mL 的 2% 利多卡因,插入肛门停留 5 分钟,利多卡因对肛管和直肠起麻醉作用,能减少刺激,减轻疼痛。

（4）嘱患者张口呼吸,轻轻旋转插入肛门,沿着直肠壁进入直肠。

（5）手指轻轻摩擦,松弛粪块,取出粪块,放入便器,重复数次,直至取净,动作轻柔,避免损伤肠黏膜或引起肛周水肿。

（6）取便过程中注意观察患者的生命体征和反应,如发现面色苍白、出汗、疲惫等表现,应暂停,休息片刻,若患者心率明显改变,应立即停止操作。

（7）操作结束,清洗肛门和臀部并擦干,病情许可时可行热水坐浴,促进局部血液循环,减轻疼痛防止病原微生物传播。

（8）整理消毒用物,洗手并做记录。

（9）注意事项:有肛门黏膜溃疡、肛裂及肛门剧烈疼痛者禁用此法。

(二)便秘的护理

(1)正确引导,合理安排膳食结构。

(2)协助患者适当增加运动量。

(3)养成良好的排便习惯。

(4)腹部进行环形按摩,通过按摩腹部,刺激肠蠕动,促进排便。方法:用右手或双手重叠稍微按压腹部,自右下腹盲肠部开始,依结肠蠕动方向,经升结肠、横结肠、降结肠、乙状结肠做环形按摩,或在乙状结肠部,由近心端向远心端做环形按摩,每次 5～10 分钟,每天 2 次。可由护士操作或指导患者自己进行。

(5)遵医嘱给予口服缓泻药物,禁忌长期使用,产生依赖性而失去正常的排便功能。

(6)简便通便术包括通便剂通便术和人工取便术。这是患者及家属经过护士指导,可自行完成的一种简单易行、经济有效的护理技术。常用通便剂有开塞露(由 50％的甘油或少量山梨醇制成,装于塑料胶壳内的一种溶剂)、甘油栓(由甘油和硬脂酸制成,为无色透明或半透明栓剂,呈圆锥形,密封于塑料袋内的一种溶剂,需冷藏储存)、肥皂栓(将普通肥皂削成底部直径为 1 cm,长 3～4 cm的圆锥形栓剂)。具有吸收水分、软化粪便、润滑肠壁、刺激肠蠕动的作用。人工取便术是用手指插入直肠,破碎并取出嵌顿粪便的方法,常用于粪便嵌塞的患者采用灌肠等通便术无效时,以解除患者痛苦的方法。

第九章

给 药 护 理

第一节　口服给药法

口服是一种最常用的给药方法,它既方便又经济且较安全,药物经口服后,通过胃肠黏膜吸收进入血液循环,起到局部或全身的治疗作用。口服法的缺点是吸收慢而不规则;有些药物到达全身循环前要经过肝脏,使药效受到破坏;有的药物在肠内不吸收或具有刺激性而不能口服。病危、昏迷或呕吐不止的患者不宜应用口服法。因此,护士应根据病情、用药目的及药物吸收的快慢,掌握用药的时间。

一、摆药

(一)病区摆药

1.用物

药柜(内有各种药物、量杯、滴管、乳体、药匙、纱布或小毛巾),发药盘或发药车,药杯,小药牌,服药单(本),小水壶内备温开水。

2.操作方法

(1)操作前应洗手、戴口罩,打开药柜将用物备齐。

(2)按服药时间挑选小药牌,核对小药牌及服药单,无误后依床号顺序将小药牌插入发药盘内配药,注意用药的起止时间,先配固体药,后配水剂及油剂。

(3)摆固体药片、药粉、胶囊时应用药匙分发,同一患者的数种药片可放入同一个杯内,药粉或含化药须用纸包。

(4)摆水剂用量杯计量,左手持量杯,拇指置于所需刻度,右手持药瓶先将药液摇匀,标签朝上,举量杯使所需刻度与视线平行,缓缓倒入所需药量(图9-1),

倒毕,以湿纱布擦净瓶口放回原处。同时服用几种水剂时,须分别倒入几个杯内。更换药液品种应洗净量杯。

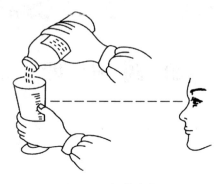

图 9-1　倒药液法

(5)药液不足 1 mL,须用滴管测量,1 mL＝15 滴,滴时须稍倾斜。为使患者得到准确的药量,避免药液蘸在杯内,应滴入已盛好冷开水的药杯。

(6)药摆毕,应将药物、小药牌与服药单全部核对一遍;发药前由别人再查对一次,无误后方可发药。

(二)中心药站

有的医院设有中心药站,为住院患者集中摆药。中心药站具有全院宏观调控药品的作用,避免积压浪费,减少病区摆药、取药、退药、保管等烦琐工作。

病区护士每天查房后,将药盘及小药牌一起送到中心药站,由药站专人负责摆药、核对。摆药一次备一天量(3 次用量),尔后由病区护士核对取回,按时发给患者。

各病区可另设一小药柜,存放少量的常用药、抢救药、针剂和极少量毒、麻、限制药品等,以备夜间及临时急用。

二、发药

(1)备好温开水,携带发药车或发药盘,服药单进病室。

(2)按规定时间送药至床前,核对床号、姓名,并确认患者无误后再发药物,待患者服下后方可离开。

(3)对危重患者护士应予喂服,鼻饲患者应由胃管注入。若患者不在或因故不能当时服药者,将药品带回保管。换药或停药应及时告诉患者,如患者提出疑问,应耐心解释。

(4)抗生素及磺胺类药物需在血液内保持有效浓度,必须准时给药。

三、注意事项

（1）某些刺激食欲的健胃药宜在饭前服，因为刺激舌的味觉感受器，会使胃液大量分泌。

（2）某些磺胺类药物经肾脏排出，尿少时即析出结晶引起肾小管堵塞，服药后指导患者多饮水，而对呼吸道黏膜起保护性作用的止咳合剂，服后则不宜立即饮水，以免冲淡药物降低药效。

（3）服用强心苷类药物如洋地黄、地高辛等，应先测脉率、心率，并注意其节律变化，脉率低于60次/分或节律不齐时则不可继续服用。

（4）某些药物对牙齿有腐蚀作用或使牙齿染色的药物如酸类或铁剂，服用时避免与牙齿接触，可将药液由饮水管吸入，服后再漱口。

四、发药后处理

药杯用肥皂水和清水洗净，消毒擦干后，放回原处备用。油剂药杯应先用纸擦净后清洗再消毒，同时清洁药盘或发药车。

第二节　皮下注射

一、目的

（1）注入小剂量药物，用于不宜口服给药而需在一定时间内发生药效时。

（2）预防接种。

（3）局部供药，如局部麻醉用药。

二、评估

（一）评估患者

（1）双人核对医嘱。

（2）核对患者床号、姓名、住院号和腕带（请患者自己说出床号和姓名）。

（3）评估患者病情、意识状态、配合能力、用药史、药物过敏史、不良反应史等。

（4）向患者解释操作目的和过程，取得患者配合。

（5）查看注射部位皮肤情况（皮肤颜色，有无皮疹、感染）。

（6）协助患者取舒适坐位或卧位。

（二）评估环境

安静整洁，宽敞明亮，必要时遮挡。

三、操作前准备

（一）人员准备

仪表整洁，符合要求。洗手，戴口罩。

（二）按医嘱配制药液

（1）操作台上放置注射盘、纸巾、无菌治疗巾、无菌镊子、2 mL 注射器、医嘱用药液、安尔碘、75％乙醇、无菌棉签。

（2）双人核对药液标签、药名、浓度、剂量、有效期、给药途径。

（3）检查瓶口有无松动，瓶身有无破裂，药液有无混浊、沉淀、絮状物和变质。

（4）检查注射器、安尔碘、75％乙醇、无菌棉签等，包装无破裂，在有效期内。

（5）按正规操作抽吸药液，并贴好标识，置于无菌盘内。

（6）再次核对药液，记录时间并签名。

（三）物品准备

治疗车上层放置无菌盘（内置抽吸好的药液）、治疗盘（安尔碘、75％乙醇）、注射单、快速手消毒剂，以上物品符合要求，均在有效期内。治疗车下层放置生活垃圾桶、医疗废物桶、锐器盒。

四、操作程序

（1）携用物推车至患者床旁，核对床号、姓名、住院号和腕带（请患者自己说出床号和姓名）。

（2）根据注射目的选择注射部位（上臂三角肌下缘、两侧腹壁、后背、股前侧和外侧等）。

（3）常规消毒皮肤，待干。

（4）二次核对患者床号、姓名和药名。

（5）排尽空气，取干棉签夹于左手示指与中指之间。

（6）一手绷紧皮肤，另一手持注射器，示指固定针栓，针头斜面向上，与皮肤呈 30°～40°（过瘦患者可捏起注射部位皮肤，并减少穿刺角度），快速刺入皮下，深度为针梗的 1/2～2/3；松开紧绷皮肤的手，抽动活塞，如无回血，缓慢推注药液。

(7)注射毕用无菌干棉签轻压针刺处,快速拔针后按压片刻。

(8)再次核对患者床号、姓名和药名,注射器按要求放置。

(9)协助患者取舒适体位,整理床单位,并告知患者注意事项。

(10)快速手消毒剂消毒双手,记录时间并签名。

(11)推车回治疗室,按医疗废物处理原则处理用物。

(12)洗手,根据病情书写护理记录单。

五、注意事项

(1)遵医嘱和药品说明书使用药品。

(2)长期注射者应注意更换注射部位。

(3)注射中、注射后观察患者不良反应和用药效果。

(4)注射<1 mL 药液时须使用 1 mL 注射器,以保证注入药液剂量准确无误。

(5)持针时,右手示指固定针栓,但不可接触针梗,以免污染。

(6)针头刺入角度不宜超过 45°,以免刺入肌层。

(7)尽量避免应用对皮肤有刺激作用的药物做皮下注射。

(8)若注射胰岛素时,需告知患者进食时间。

第三节 皮内注射

一、目的

(1)进行药物过敏试验,以观察有无变态反应。

(2)预防接种。

(3)局部麻醉的起始步骤。

二、评估

(一)评估患者

(1)双人核对医嘱。

(2)核对患者床号、姓名、住院号和腕带(请患者自己说出床号和姓名)。

(3)评估患者病情、意识状态、配合能力、用药史、药物过敏史、不良反应史。

(4)向患者解释操作目的和过程,取得患者配合。

(5)查看注射部位皮肤情况(皮肤颜色,有无皮疹、感染和皮肤划痕阳性)。

(6)协助患者取舒适坐位或卧位。

(二)评估环境

安静整洁,宽敞明亮,必要时遮挡。

三、操作前准备

(一)人员准备

仪表整洁,符合要求。洗手,戴口罩。

(二)按医嘱配制药液

(1)操作台(治疗室):注射盘、无菌治疗巾、无菌镊子、1 mL 注射器、药液、安尔碘、75%乙醇、无菌棉签等。

(2)双人核对药液标签、药名、浓度、剂量、有效期、给药途径。

(3)检查瓶口有无松动,瓶身有无破裂,药液有无混浊、沉淀、絮状物和变质。

(4)检查注射器、安尔碘、75%乙醇、无菌棉签、包装无破裂、是否在有效期内。

(5)按正规操作抽吸药液,并贴好标识,置于无菌盘内。

(6)再次核对皮试液,并签名。

(三)物品准备

治疗车上层放置无菌盘(内置已抽吸好的药液)、治疗盘(75%乙醇、无菌棉签)、备用物(1 mL 注射器1支、0.1%盐酸肾上腺素1支,变态反应时用)、快速手消毒剂、注射单,以上物品符合要求,均在有效期内。治疗车下层放置生活垃圾桶、医疗废物桶、锐器盒。

四、操作程序

(1)携用物推车至患者床旁,核对床号、姓名、住院号、腕带和药物过敏史(请患者自己说出床号和姓名)。

(2)选择注射部位(过敏试验选择前臂掌侧下 1/3,预防接种选择上臂三角肌下缘,局部麻醉则选择麻醉处)。

(3)75%乙醇常规消毒皮肤。

(4)二次核对患者床号、姓名和药名。

(5)排尽空气,药液至所需刻度,且药液不能外溢。

(6)一手绷紧局部皮肤,一手持注射器,针头斜面向上,与皮肤呈 5°刺入皮内。

(7)待针头斜面完全进入皮内后,放平注射器,固定针栓并注入 0.1 mL 药液,使局部形成一个圆形隆起的皮丘(皮丘直径 5 mm,皮肤变白,毛孔变大)。

(8)迅速拔出针头,勿按揉和压迫注射部位。

(9)20 分钟后观察患者局部反应,做出判断。

(10)协助患者取舒适体位,整理床单位。

(11)快速手消毒剂消毒双手,签名。

(12)推车回治疗室,按医疗废物处理原则处理用物。

五、20 分钟后判断结果

(1)核对患者床号、姓名、住院号和腕带(请患者自己说出床号和姓名)。

(2)须经两人判断皮试结果,并将结果告知患者和家属。

(3)洗手,皮试结果记录在病历、护理记录单和病员一览表等处。阳性用红笔标记"＋",阴性用蓝色或黑笔标记"－"。

(4)如对结果有怀疑,应在另一侧前臂皮内注入 0.1 mL 生理盐水做对照试验。

六、皮内试验结果判断

(一)阴性

皮丘无改变,周围无红肿,并无自觉症状。

(二)阳性

局部皮丘隆起,局部出现红晕、硬块,直径＞1 cm 或周围有伪足;或局部出现红晕,伴有小水疱者;或局部发痒者为阳性。严重时可出现过敏性休克。观察反应的同时,应询问有无头晕、心慌、恶心、胸闷、气短、发麻等不适症状,如出现上述症状时不可使用青霉素。

七、注意事项

(1)皮试药液要现用现配,剂量准确。

(2)备好相应抢救设备与药物,及时处理变态反应。

(3)行皮试前,尤其行青霉素过敏试验前必须询问患者家族史、用药史和药物过敏史,如有药物过敏史者不可做试验。

（4）药物过敏试验时，患者体位要舒适，不可采取直立位。

（5）选择注射部位时应注意避开瘢痕和皮肤红晕处。

（6）皮肤试验时禁用碘剂消毒，对乙醇过敏者可用生理盐水消毒，避免反复用力涂擦局部皮肤。

（7）拔出针头后，注射部位不可用棉球按压揉擦，以免影响结果观察。

（8）进针角度以针尖斜面全部刺入皮内为宜，进针角度过大易将药液注入皮下，影响结果的观察和判断。

（9）如需做对照实验，应用另一注射器和针头，抽吸无菌生理盐水，在另一前臂相同部位皮内注射0.1 mL，观察 20 分钟进行对照。告知患者皮试后 20 分钟内不要离开病房。如对结果有怀疑，应在另一侧前臂皮内注入 0.1 mL 生理盐水做对照试验。

（10）正确判断试验结果，对皮试结果阳性者，应在病历、床头或腕带、门诊病历和病员一览表上醒目标记，并将结果告知医师、患者和家属。

（11）特殊药物皮试，按要求观察结果。

第四节　肌　内　注　射

一、目的

注入药物，用于不宜或不能口服或静脉注射，且要求比皮下注射更快发生疗效时。

二、评估

（一）评估患者

（1）双人核对医嘱。

（2）核对患者床号、姓名、住院号和腕带（请患者自己说出床号和姓名）。

（3）评估患者病情、治疗情况、意识状态、用药史、药物过敏史、不良反应史、肢体活动能力和合作程度。

（4）向患者解释操作目的和过程，取得患者配合。

（5）查看注射部位皮肤情况（皮肤颜色，有无皮疹、感染和皮肤划痕阳性）。

（6）协助患者取舒适坐位或卧位。

（二）评估环境

安静整洁,宽敞明亮,必要时遮挡。

三、操作前准备

（一）人员准备

仪表整洁,符合要求。洗手,戴口罩。

（二）按医嘱配制药液

（1）操作台:注射盘、无菌盘、2 mL 注射器、5 mL 注射器、医嘱所用药液、安尔碘、无菌棉签。如注射用药为油剂或混悬液,需备较粗针头。

（2）双人核对药物标签、药名、浓度、剂量、有效期、给药途径。

（3）检查瓶口有无松动、瓶身有无破裂、药液有无混浊、变质。

（4）检查无菌注射器、安尔碘、无菌棉签等,包装无破裂,在有效期内。

（5）按正规操作抽吸药液,并贴好标识,置于无菌盘内。

（6）再次核对药液,记录时间并签名。

（三）物品准备

治疗车上层放置无菌盘(内置抽吸好药液)、安尔碘、注射单、无菌棉签、快速手消毒剂,以上物品符合要求,均在有效期内。治疗车下层放置生活垃圾桶、医疗废物桶、锐器盒。

四、操作程序

（1）携用物推车至患者床旁,核对床号、姓名、住院号和腕带(请患者自己说出床号和姓名)。

（2）协助患者取舒适体位,暴露注射部位,注意保暖,保护患者隐私,必要时可遮挡。

（3）选择注射部位(臀大肌、臀中肌、臀小肌、股外侧和上臂三角肌)。

（4）常规消毒皮肤,待干。

（5）再次核对患者床号、姓名和药名。

（6）拿取药液并排尽空气,取干棉签,夹于左手示指与中指之间,以一手拇指和示指绷紧局部皮肤,另一手持注射器,中指固定针栓,将针头迅速垂直刺入,深度约为针梗的 2/3。

（7）松开紧绷皮肤的手,抽动活塞。如无回血,缓慢注入药液,同时观察反应。

(8)注射毕,用无菌干棉签轻按进针处,快速拔针,按压片刻。

(9)再次核对患者床号、姓名和药名。

(10)协助患者取舒适体位,整理床单位,注射后观察用药反应。

(11)快速手消毒剂消毒双手,记录时间并签名。

(12)推车回治疗室,按医疗废物处理原则处理用物。

(13)洗手,根据病情书写护理记录单。

五、常用肌内注射定位方法

(一)臀大肌肌内注射定位法

注射时应避免损伤坐骨神经。

1.十字法

从臀裂顶点向左或右侧画一水平线,然后从髂嵴最高点做一垂线,将一侧臀部划分为 4 个象限,其外上象限并避开内角为注射区。

2.连线法

从髂前上棘至尾骨做一连线,其外 1/3 处为注射部位。

(二)臀中肌、臀小肌肌内注射定位法

(1)以示指尖和中指尖分别置于髂前上棘和髂嵴下缘处,在髂嵴、示指、中指之间构成一个三角形区域,示指与中指构成的内角为注射部位。

(2)髂前上棘外侧 3 横指处(以患者手指的宽度为标准)。

(三)股外侧肌内注射定位法

在股中段外侧,一般成人可取髋关节下 10 cm 至膝关节的范围。此处大血管、神经干很少通过,且注射范围广,可供多次注射,尤适用于 2 岁以下的幼儿。

(四)上臂三角肌内注射定位法

取上臂外侧,肩峰下 2~3 横指处。此处肌肉较薄,只可做小剂量注射。

(五)体位准备

1.卧位

臀部肌内注射时,为使局部肌肉放松,减轻疼痛与不适,可采用以下姿势。

(1)侧卧位:上腿伸直,放松,下腿稍弯曲。

(2)俯卧位:足尖相对,足跟分开,头偏向一侧。

(3)仰卧位:常用于危重和不能翻身的患者,采用臀中肌、臀小肌肌内注射法

较为方便。

2.坐位

坐位为门诊患者接受注射时常用体位。可供上臂三角肌或臀部肌内注射时采用。

六、注意事项

(1)遵医嘱和药品说明书使用药品。

(2)药液要现用现配,在有效期内,剂量要准确。选择2种药物同时注射时,应注意配伍禁忌。

(3)注射时应做到"两快一慢"(进针、拔针快,推注药液慢)。

(4)选择合适的注射部位,避免刺伤神经和血管,无回血时方可注射。

(5)注射时切勿将针梗全部刺入,以防针梗从根部衔接处折断。若针头折断,应先稳定患者情绪,并嘱患者保持原位不动,固定局部组织,以防断针移位,同时尽快用无菌血管钳夹住断端取出;如断端全部埋入肌肉,应速请外科医师处理。

(6)对需长期注射者,应交替更换注射部位,并选择细长针头,以减少硬结的发生。如因长期多次注射出现局部硬结时,可采用热敷、理疗等方法予以处理。

(7)2岁以下婴幼儿不宜选用臀大肌内注射,因其臀大肌尚未发育好,注射时有损伤坐骨神经的危险,最好选择臀中肌和臀小肌内注射。

第五节　静脉注射

一、目的

(1)所选用药物不宜口服、皮下及肌内注射,又需迅速发挥药效时。

(2)注入药物做某些诊断性检查,如对肝、肾、胆囊等造影时需静脉注入造影剂。

二、评估

(一)评估患者

(1)双人核对医嘱。

（2）核对患者床号、姓名、住院号和腕带（请患者自己说出床号和姓名）。

（3）了解患者病情、意识状态、配合能力、药物过敏史、用药史。

（4）评估患者穿刺部位的皮肤状况、肢体活动能力、静脉充盈度和管壁弹性。选择合适的静脉注射部位，评估药物对血管的影响程度。

（5）向患者解释静脉注射的目的和方法，告知所注射药物的名称，取得患者配合。

（二）评估环境

安静整洁，宽敞明亮。

三、操作前准备

（一）人员准备

仪表整洁，符合要求。洗手，戴口罩。

（二）物品准备

1.操作台

治疗单、静脉注射所用药物、注射器。

2.按要求检查所需用物，符合要求方可使用

（1）双人核对药物名称、浓度、剂量、有效期、给药途径。

（2）检查药物的质量、标签，液体有无沉淀和变色，有无渗漏、浑浊和破损。

（3）检查注射器和无菌棉签的有效期、包装是否紧密无漏气，安尔碘的使用日期是否在有效期内。

3.配制药液

（1）安尔碘棉签消毒药物瓶口，掰开安瓿，瓿帽弃于锐器盒内。

（2）打开注射器，将外包装袋置于生活垃圾桶内，固定针头，回抽针栓，检查注射器，取下针帽置于生活垃圾桶内，抽取安瓿内药液，排气，置于无菌盘内。在注射器上贴上患者床号、姓名、药物名称、用药方法的标签。

（3）再次核对空安瓿和药物的名称、浓度、剂量、用药方法和时间。

4.备用物品

治疗车上层治疗盘内放置备用注射器1支、安尔碘、无菌棉签，无菌盘内放置配好的药液、垫巾。以上物品符合要求，均在有效期内。治疗车下层放置生活垃圾桶、医疗废物桶、锐器盒，含有效氯250 mg/L消毒液桶。

四、操作程序

（1）携用物推车至患者床旁，核对床号、姓名、住院号和腕带（请患者自己说

出床号和姓名)。

(2)向患者说明静脉注射的方法、配合要点、注射药物的作用和不良反应。

(3)协助患者取舒适体位,充分暴露穿刺部位,放垫巾于穿刺部位下方。

(4)在穿刺部位上方5~6 cm处扎压脉带,末端向上,以防污染无菌区。

(5)安尔碘棉签消毒穿刺部位皮肤,以穿刺点为中心向外螺旋式旋转擦拭,直径>5 cm。

(6)再次核对患者床号、姓名和药名。

(7)嘱患者握拳,使静脉充盈,左手拇指固定静脉下端皮肤,右手持注射器与皮肤呈15°~30°自静脉上方或侧方刺入,见回血可再沿静脉进针少许。

(8)保留静脉通路者,安尔碘棉签消毒静脉注射部位三通接口,以接口处为中心向外螺旋式旋转擦拭。

(9)静脉注射过程中,观察局部组织有无肿胀,严防药液渗漏,如出现渗漏立即拔出针头,按压局部,另行穿刺。

(10)拔针后,指导患者按压穿刺点3分钟,勿揉,凝血功能差的患者适当延长按压时间。

(11)再次核对患者床号、姓名和药名。

(12)将压脉带与输液垫巾对折取出,输液垫巾置于生活垃圾桶内,压脉带放于含有效氯250 mg/L消毒液桶中。整理患者衣物和床单位,观察有无不良反应,并向患者讲明注射后注意事项。快速手消毒剂消毒双手,推车回治疗室,按医疗废物处理原则处理用物。

(13)洗手,在治疗单上签名并记录时间。按护理级别书写护理记录单。

五、注意事项

(1)严格执行查对制度,需双人核对医嘱。

(2)严格遵守无菌操作原则。

(3)了解注射目的、药物对血管的影响程度、给药途径、给药时间和药物过敏史。

(4)选择粗直、弹性好、易固定的静脉,避开关节和静脉瓣。常用的穿刺静脉为肘部浅静脉、贵要静脉、肘正中静脉、头静脉。小儿多采用头皮静脉。

(5)根据患者年龄、病情和药物性质掌握注入药物的速度,并随时听取患者主诉,观察病情变化。必要时使用微量注射泵。

(6)对需要长期注射者,应有计划地由小到大、由远心端到近心端选择静脉。

(7)根据药物特性和患者肝、肾功能或心脏功能,采用合适的注射速度。随时听取患者主诉,观察体征和其病情变化。

第六节 雾 化 吸 入

一、操作目的

(1)用于止咳、平喘,帮助患者解除支气管痉挛。

(2)改善肺通气功能。

(3)湿化气道。

(4)预防和控制呼吸道感染。

二、操作流程

(一)评估

(1)评估患者的心理状态、合作程度。

(2)评估患者对氧气雾化吸入法的认识。

(3)评估环境、患者对用氧安全的认识。

(二)准备

(1)按需备齐用物,根据医嘱备药。

(2)环境:防火、防油、防热、防震。

(3)查对,解释。

(三)实施雾化

(1)患者取坐位、半坐卧位。

(2)护理人员将氧气雾化吸入器与氧气瓶连接,调节氧气流量(8～10 L/min),检查出雾情况。

(3)护理人员协助患者将喷气管含入口中并嘱其紧闭双唇、深慢呼吸。

(四)处理

(1)吸毕,取下雾化器,关闭氧气瓶开关,擦净患者的面部,询问其感觉,帮助其采取舒适卧位。

（2）观察记录：雾化吸入的情况。

（3）用物：妥善清理，归原位。

三、操作关键环节提示

（1）每次雾化吸入时间不应超过 20 分钟，如用液体过多，应计入液体总入量内。若液体用量过大有引起肺水肿或水中毒的可能。

（2）有增加呼吸道阻力的可能。雾化吸入几小时后，患者的呼吸困难反而加重，原因除了肺水肿外，还可能是气道分泌物液化、膨胀，而使阻塞加重。

（3）预防呼吸道再感染。因雾滴可带细菌入肺泡，故有可能继发革兰阴性杆菌感染，不但要加强口、鼻、咽的卫生护理，还要注意雾化器、室内空气和各种医疗器械的消毒。

（4）患者长期做雾化吸入治疗，所用雾化量必须适中。如果湿化过度，可致痰液增多，危重患者神志不清或咳嗽反射减弱时，常因不能及时地咳出痰而使病情恶化甚至死亡。如果湿化不够，则很难达到治疗目的。

（5）注意防止药物吸收引起的不良反应或毒性作用。

（6）长期使用生理盐水雾化吸入，会因吸收过多的钠而诱发或加重心力衰竭。

（7）应垂直拿雾化器，用面罩罩住口鼻或用口含嘴，在吸入的同时应深吸气，使药液充分到达支气管和肺内。

（8）把氧流量调至 4～5 L/min，请不要擅自调节氧流量，禁止在有氧环境附近吸烟或燃明火。

（9）雾化前半小时，患者尽量不进食，避免雾化吸入过程中因气雾刺激而呕吐。

（10）每次雾化完，患者要及时洗脸或用湿毛巾抹干净口、鼻部留下的雾珠，防止残留雾滴刺激口鼻部的皮肤而引起皮肤过敏或受损。

（11）每次雾化完，要协助患者饮水或漱口，防止口腔黏膜二重感染。

第十章

静脉输液与静脉输血

第一节 静 脉 输 液

静脉输液是利用液体重量所产生的液体静压和大气压的作用,将大量的灭菌溶液、电解质或药物等由静脉输入体内的方法,又称静脉滴注。依据穿刺部位的不同静脉输液可分为外周静脉输液和中心静脉输液。

一、静脉输液的目的与常用溶液

在临床治疗过程中,由医师依据患者的病情和治疗的需要为患者制订输液方案,由护士按照医师的医嘱具体执行输液操作。

(一)静脉输液的目的

(1)补充血容量,维持血压,改善微循环:常用于治疗严重烧伤、各种原因引起的大出血、休克等。

(2)补充水和电解质,以维持或调节酸碱平衡:常用于纠正各种原因引起的水、电解质和酸碱平衡失调。如腹泻、大手术后、禁食、剧烈呕吐的患者。

(3)输入药物,达到控制感染、解毒和治疗疾病的目的:常用于各种感染、中毒等患者。

(4)补充营养和热量,促进组织修复,维持正氮平衡:常用于禁食、胃肠道吸收障碍或不能经口腔进食(如昏迷、口腔疾病)、慢性消耗性疾病的患者。

(5)输入脱水剂,提高血浆的渗透压,以达到降低颅压,预防或减轻脑水肿,改善中枢神经系统功能的目的,同时借高渗作用,达到利尿消肿的作用。

(二)常用溶液的种类及作用

常用溶液可以分为晶体溶液和胶体溶液两大类。

1.晶体溶液

晶体溶液是指溶液中的溶质分子或离子均<1 nm,当用一束光通过时不出现反射现象。晶体溶液相对分子质量小,在血管内停留时间短,对维持细胞内外水分的相对平衡有着重要意义。临床常用的晶体溶液按其目的又可分为维持输液剂和补充输液剂(修复输液剂)。维持输液剂用于补充机体的不显性失水,如呼吸与皮肤蒸发、排尿失水等。补充输液剂用于补充机体病理性体液丢失,治疗水、电解质和酸碱失衡。常用晶体溶液如下:

(1)5%～10%葡萄糖溶液:主要用于供给水分和热量。

(2)0.9%氯化钠,5%葡萄糖氯化钠,复方氯化钠等溶液:主要用于供给电解质。

(3)5%碳酸氢钠,11.2%乳酸钠等溶液:主要用于纠正酸中毒,调节酸碱平衡。

(4)20%甘露醇,25%山梨醇,25%～50%葡萄糖注射液等:主要用于利尿脱水。

2.胶体溶液

胶体溶液是指溶液中的溶质分子或离子在1～100 nm,或当一束光通过时出现光反射现象者,称为胶体溶液。胶体溶液相对分子质量大,在毛细血管内存留时间长,可提高血管内胶体渗透压,将组织间液的水分吸入血管内,使血浆量增加,维持有效血容量,消除水肿。当给患者输入大量晶体溶液扩容后,有可能使血浆胶体渗透压显著降低,为了维持血容量,需要适当补充胶体溶液以维持扩容效应。常用胶体溶液如下:

(1)中分子右旋糖酐和右旋糖酐-40:为水溶性多糖类高分子聚合物,中分子右旋糖酐(平均相对分子质量为7.5万左右)能提高血浆胶体渗透压,扩充血容量;右旋糖酐-40(平均相对分子质量为4万左右)能降低血液黏滞度,改善微循环,防止血栓形成。

(2)羟乙基淀粉(706代血浆)、氧化聚明胶和聚维酮(PVP):作用与右旋糖酐-40相似,扩容效果良好,输入后可增加循环血量和心排血量。多用于失血性休克、大面积烧伤等患者。

3.其他

用于特定治疗目的,如浓缩清蛋白注射液,可维持胶体渗透压,减轻组织水肿;水解蛋白注射液,用以补充蛋白质;静脉营养液,能供给患者热量,维持机体正氮平衡,并供给各种维生素、矿物质,多用于不能进食的重症患者。

二、静脉输液的部位及其选择

静脉输液时可依据患者的年龄、病情、治疗的目的、病程长短、所输药物的性质、患者的合作程度等选择合适的静脉穿刺部位。

(一)常用的静脉穿刺部位

1.外周浅静脉

(1)上肢浅静脉:包括手背静脉网、头静脉、贵要静脉、肘正中静脉等,对多数患者而言这些静脉比较表浅且安全。

(2)下肢浅静脉:包括足背静脉网、大隐静脉、小隐静脉等。由于下肢静脉活动受限,易形成血栓,且可迅速播散至深部静脉,有造成深静脉栓塞的危险,因而比较少用。

(3)头皮静脉:多用于 0～3 岁婴幼儿。此年龄段小儿头皮有较多的浅层静脉,易固定且活动限制最少,因此婴幼儿输液多选头皮静脉。常用头皮静脉有颞浅静脉、额静脉、枕静脉和耳后静脉。

2.颈外静脉

颈外静脉是颈部最大的浅静脉,其走行表浅,位置较恒定,需长期持续输液或需要静脉高营养的患者多选此部位。

3.锁骨下静脉

位置较固定,管腔较大,由于管腔较粗,血量较多,输入液体随即被稀释,对血管的刺激性较小。当输入大量高浓度溶液或刺激性较强的药物时,可选择此部位。

(二)选择穿刺部位的原则

选择穿刺部位一般遵循以下原则:

1.根据静脉穿刺的目的和治疗时间选择

休克或大出血患者需要短时间内输入大量液体时,可选用较大静脉;需要长期输液时,则可由远端末梢小静脉开始选择,有计划地使用静脉血管。

2.根据药物的性质选择

刺激性较大、黏度大的药物,一般选用较粗大的血管。

3.根据穿刺局部的皮肤及静脉状况选择

一般多选择平滑、柔软、有弹性的静脉,不可选用硬化、栓塞、局部有炎症的静脉,注意避开感染、瘢痕、血肿、破损及患皮肤病处,已多次穿刺的部位应避免再次穿刺。

4.根据患者活动和舒适的需要选择

静脉穿刺部位尽量选择患者活动限制最少的部位,如应避开关节部位。

三、外周静脉输液的方法

(一)密闭式静脉输液法

指利用原装密封瓶或塑料袋,直接插入一次性输液管进行静脉输液的方法。其优点是污染机会少,操作相对简单,是目前临床最常用的输液方法。

1.目的

同静脉输液的目的。

2.评估

(1)身心状况:①患者的年龄、病情、意识状态及心肺功能等作为合理输液的依据。②心理状态及合作程度。

(2)穿刺局部:穿刺部位的皮肤、血管及肢体活动情况。

(3)输注药液:包括药物的作用、不良反应,药物的质量、有效期以及有无药物配伍禁忌。

3.操作前准备

(1)用物准备:治疗盘内备以下几种物品:一次性输液器、皮肤消毒剂(2.5%碘酊、75%乙醇或0.5%碘伏、安尔碘)、无菌棉签、输液液体及药物、加药用注射器、启瓶器及砂轮、弯盘、止血带、治疗巾、输液卡、笔、胶布(敷贴)、带秒针的表,根据需要备网套、输液架、夹板及绷带。

(2)患者准备:了解静脉输液的目的和配合方法,输液前排尿或排便,取舒适卧位。

(3)护士准备:着装整洁,修剪指甲,洗手、戴口罩。

(4)环境准备:清洁、宽敞,光线明亮,方便操作。

4.操作步骤

(1)核对检查:①衣帽整洁,洗手,戴口罩,备齐用物。②核对治疗卡和药液瓶签(药名、浓度、时间)。③检查药液质量。

(2)填写、贴输液瓶贴:根据医嘱填写输液卡,并将填好的输液瓶贴倒贴于输液瓶上。

(3)加药:①套瓶套。②用开瓶器启开输液瓶铝盖的中心部分(若塑料输液瓶直接拉掉盖),常规消毒瓶塞。③按医嘱加入药物。④根据病情需要有计划地安排输液顺序。

（4）插输液器：检查并打开输液器，将输液器针头插入瓶塞内直到针头的根部，关闭调节器。

（5）核对，解释：携用物至患者床旁，核对患者的床号、姓名及药物名称、浓度、剂量、给药时间和方法，向患者解释操作目的和方法。

（6）排气：①挂输液瓶。②将穿刺针的针柄夹于两手指之间，倒置茂菲滴管，打开调节器，使液体流出。当茂菲滴管内液面达 1/2～2/3 满时，迅速转正茂菲滴管，使液体慢慢流下，排尽输液管里的空气后，关紧调节器。

（7）选择穿刺部位：备胶布，在穿刺肢体下放置脉枕、治疗巾、止血带。

（8）消毒皮肤：常规消毒穿刺部位皮肤，消毒范围直径≥5 cm。第一次穿刺部位消毒后，在穿刺点上方约 6 cm 处扎止血带，嘱患者握拳，进行第二次穿刺部位消毒，待干。

（9）再次核对患者的床号、姓名及药物名称、浓度、剂量、给药时间和方法。

（10）再次排气。

（11）静脉穿刺：取下护针帽，针尖斜面向上，与皮肤呈 15°～30°进针，见回血后，将针头与皮肤平行，再推进少许。

（12）三松一固定：松开止血带，嘱患者松拳，放松调节器。待液体滴入通畅、患者无不舒适后，胶布固定穿刺针头。

（13）根据患者年龄、病情和药物性质调节输液速度。

（14）再次核对。

（15）撤去治疗巾、小垫枕、止血带，协助患者取舒适卧位，整理床单位，将呼叫器放于患者易取处。

（16）整理用物，洗手，记录。

（17）更换液体：先仔细查对，再消毒输液瓶的瓶塞和瓶颈，从第一瓶液体内拔出输液管针头插入第二瓶液体内直到针头的根部，调节好输液滴数。再次查对签名。

（18）输液完毕：①输液结束后，关闭调节器，轻揭胶布，迅速拔出针头，按压穿刺点 1～2 分钟至无出血，防止穿刺点出血。②整理床铺，清理用物，洗手，做好记录。

5.注意事项

（1）严格执行"三查八对"制度，防止发生差错。

（2）严格执行无菌操作，预防并发症。输液器及药液应绝对无菌，连续输液超过 24 小时应更换输液器。穿刺部位皮肤消毒若使用 0.5％碘伏时局部涂擦

2遍,无需脱碘。使用安尔碘时,视穿刺局部皮肤用原液涂擦1~2遍即可。

（3）注意药物配伍禁忌,药物应现配现用,不可久置。

（4）注意保护血管,选择较粗、直、弹性好的血管,应避开关节和静脉瓣,并选择易于固定的部位。对长期输液者可采取:①四肢静脉从远端小静脉开始。②穿刺时提高穿刺成功率。③输液中加入对血管刺激性大的药物,应先用生理盐水进行穿刺,待穿刺成功后再加药,宜充分稀释,输完药应再输入一定量的等渗溶液,冲尽药液保护静脉。

（5）输液前排尽输液管内的空气,输液过程中及时更换输液瓶及添加药液,防止液体流空,输完后及时拔针,预防空气栓塞。

（6）在输液过程中应加强巡视,注意观察患者输液管是否通畅;针头连接处是否漏水;针头有无脱出、阻塞、移位;滴速是否适宜;患者穿刺部位局部和肢体有无肿胀;有无输液反应等。

（7）移动患者、为患者更衣或执行其他护理活动时,要注意保护穿刺部位,以避免过分牵拉。对婴幼儿、小儿应选用头皮静脉。昏迷或其他不合作的患者,必要时可用绷带或夹板加以固定。

（8）不可自静脉输液的肢体抽取血液化验标本或测量血压。偏瘫患者应避免经患侧肢体输液。

（二）静脉留置针输液法

静脉留置针又称套管针,作为头皮针的换代产品,已成为临床输液的主要工具。其外管柔软无尖,不易刺破或滑出血管,可在血管内保留数天。随着技术的不断完善,静脉留置针输液在临床的应用越来越广泛。

其优点主要包括以下几个方面:①由于静脉留置针的外管使用的材料具有柔韧性,且对血管的刺激性小,因而在血管内可以保留较长时间。②静脉留置针的使用,可以减少由于反复穿刺对患者血管的破坏,减轻患者的痛苦及不适感。③可以完成持续或间断给药、补液。④患者活动方便。⑤通过静脉留置针可以完成部分标本的采集。⑥可以减轻护士的工作量,提高工作效率。⑦随时保持静脉通路的通畅,便于急救和给药。适用于长期静脉输液、年老体弱、血管穿刺困难、小儿及全身衰竭的患者。可用于静脉输液、输血、动脉及静脉抽血。

静脉留置针可以分为外周静脉留置针和中央静脉留置针,一般推荐使用外周静脉留置针的方法。依据静脉留置针的种类、患者的情况等留置针可在血管内保留的时间为3~5天,最长不超过7天。

常用的静脉留置针是由针头部与肝素帽两部分组成。针头部:内有不锈钢丝导针,导针尖部突出于软硅胶导管针头部。肝素部:前端有硬塑活塞,后端橡胶帽封闭。肝素帽内腔有一中空管道,可容肝素。

1.目的

同密闭式静脉输液法。

2.评估

(1)患者病情、血液循环状况及自理能力,当前诊断及治疗情况。

(2)患者的心理状态及配合程度。

(3)穿刺部位皮肤、血管状况及肢体活动度。

3.操作前准备

(1)用物准备:同密闭式静脉输液。另备无菌手套1副、静脉留置针1套、敷贴1个、5 mL注射器、输液盘内另备封管液、肝素帽(如果留置针肝素帽是非一次性使用者,可以反复穿刺,可不备肝素帽,只需要常规消毒原来的肝素帽后就可以封管)。

(2)患者准备:同密闭式静脉输液法。

(3)护士准备:着装整洁,修剪指甲,洗手、戴口罩。

(4)环境准备:清洁、宽敞,光线明亮,方便操作。

4.操作步骤

(1)同密闭式静脉输液法(1)~(6)。

(2)连接留置针与输液器:①打开静脉留置针及肝素帽或可来福接头外包装。②手持外包装将肝素帽(或可来福接头)对接在留置针的侧管上。③将输液器连接于肝素帽或可来福接头上。

(3)打开调节器,将套管针内的气体排于弯盘中,关闭调节器。

(4)选择穿刺部位,铺治疗巾,将小垫枕置于穿刺肢体下,在穿刺点上方10 cm处扎止血带。

(5)消毒皮肤,消毒范围直径要≥8 cm。待干,备胶布及透明敷贴。

(6)再次核对,旋转松动套管,调整针头斜面。

(7)再次排气,拔去针头保护套。

(8)穿刺:左手绷紧皮肤,右手持针翼在血管上方以15°~30°进针,见回血,放平针翼再进针少许,左手持Y接口,右手后撤针芯约0.5 cm,再持针座将外套管与针芯一同送入静脉,左手固定Y接口,右手撤出针芯。

(9)三松:松开止血带,打开调节器,嘱患者松拳。

(10)固定:待液体流入通畅后,用无菌透明敷贴对留置针管做密闭式固定,用胶布固定三叉接口和插入肝素帽的输液器针头及输液管,在胶布上注明日期和时间。

(11)同静脉输液(14)～(15)。

(12)封管:当输液完毕,要正确进行封管。拔出输液器针头,常规消毒肝素帽的胶塞,用注射器向肝素帽内注入封管液。

(13)再次输液:常规消毒肝素帽,将输液器上的针头插入肝素帽内,用胶布固定好,调节输液滴数。

(14)输液完毕后处理:不再需要继续输液时,要进行拔管。先撕下小胶布,再撕下无菌敷贴,把无菌棉签放于穿刺点前方,迅速拔出套管针,纵向按压穿刺点 3～5 分钟。

(15)协助患者适当活动穿刺肢体,取舒适卧位,整理床单位,清理用物。

(16)洗手,记录。

5.注意事项

(1)严格执行无菌原则和查对制度。皮肤消毒的面积应大于敷料覆盖的面积;穿刺过程中避免污染外套管。

(2)应尽量选择相对较粗、直、有弹性、无静脉瓣等利于固定的静脉,避开关节,减轻对血管的机械刺激。成人多选用上肢静脉,以头静脉、贵要静脉、肘正中静脉为宜。由于人体下肢静脉瓣多,血流缓慢,易发生静脉炎,故常不为首选。3 岁以下患儿宜选用头皮静脉。

(3)注意药物配伍禁忌,根据医嘱、用药原则、患者的病情以及药物的性质,有计划、合理安排药物输入的顺序,以达最佳治疗效果。

(4)输液前要注意检查是否排尽输液管及针头内的空气,输液过程中要及时更换输液瓶,输液完毕要及时拔针,防止发生空气栓塞。

(5)在输液过程中应加强巡视,密切观察患者全身及置管局部,每次输液前要仔细检查套管是否在血管内,确认在血管内方可输入药物,防止渗漏到皮下造成组织损伤。如果发现导管堵塞,可以换管重新穿刺或采用尿激酶溶栓,禁忌加压将小血栓冲入血管内,防止造成血栓。每次输液前后,均应检查穿刺部位及静脉走行方向有无红肿,并询问患者有无疼痛与不适。如局部红、肿或有疼痛反应时,及时拔管,对局部进行理疗处理。对仍需输液者应更换肢体另行穿刺。

(6)留置针保留时间参照产品说明书,要注明置管时间。一般可保留 3～5 天,不超过 7 天。连续输液 24 小时以上者,须每天更换输液器。

(7)封管时要注意边退针边注药,确保正压封管。

(8)向患者做好健康教育,说明药物的作用、可能出现的反应、处理办法及自我监测的内容等,对使用静脉留置针的肢体应妥善固定,注意保护,避免肢体下垂姿势。尽量减少肢体的活动,保持置管局部的清洁,在日常活动中避免污染或被水沾湿。如需要洗脸或洗澡时应用塑料纸将局部包裹好。

四、静脉输液速度的调节

在输液过程中,每毫升溶液的滴数称该输液器的滴系数。目前常用输液器的滴系数有 10、15、20 等,以生产厂家输液器包装袋上标明的滴系数为准。

静脉输液的速度调节依据患者的年龄、身体状况、病情、药物的性质、治疗要求调节,一般成人 40~60 滴/分,儿童 20~40 滴/分。对年老患者、体弱患者、婴幼儿、心肺疾病患者,输入速度宜慢;滴注高渗溶液、含钾药物、升压药物等宜慢;严重脱水、心肺功能良好者,速度可适当加快。

(1)已知每分钟滴数与液体总量,计算输液所需的时间:输液时间(h)＝液体总量(mL)×滴系数/每分钟滴数×60(min)。

(2)已知液体总量与计划需用的时间,计算每分钟滴数:每分钟滴数＝液体总量(mL)×滴系数/输液时间(min)。

(3)已知每分钟滴数,计算每小时输入量:每小时输入量(mL)＝每分钟滴数×60(min)/滴系数。

五、静脉输液时常见故障及排除方法

(一)溶液点滴不畅或不滴

(1)针头滑出血管外:液体进入皮下,局部肿胀、疼痛。处理方法为拔出针头,另选血管重新穿刺。

(2)针头斜面紧贴血管壁,造成不滴:调整针头位置或适当变换肢体位置或在头皮针尾部垫棉签等,直至点滴通畅。

(3)针头阻塞:检测方法为挤压输液管,感觉有阻力,松手后无回血,表示针头已阻塞,应更换针头和部位,重新穿刺。

(4)压力过低:适当调高输液瓶的位置。

(5)静脉痉挛:输入的液体温度过低,或环境温度过低可造成静脉痉挛。表现为局部无隆起,但点滴不畅可采用局部热敷以缓解静脉痉挛。

(二)茂菲滴壶内液面过高

(1)侧壁有调节孔的茂菲滴壶:夹住滴壶上端的输液管,打开调节孔,等液体

降至露出液面时再关闭调节孔,松开上端即可。

(2)侧壁无调节孔的茂菲滴壶:取下输液瓶倾斜,使插入瓶中的针头露出液面,但须保持输液管通畅,待滴壶内露出液面时,再挂回到输液架上。

(三)茂菲滴壶内液面过低

(1)侧壁有调节孔的茂菲滴壶:先夹住滴壶下端的输液管,打开调节孔,待液面升高至1/2或2/3水平高度时再关闭调节孔,打开滴壶下端输液管即可。

(2)侧壁无调节孔的茂菲滴壶:可夹住滴壶下端的输液管,用手挤压滴壶,待液面升至适当水平高度时,松开滴壶下端输液管即可。

(四)滴壶内液面自行下降

在输液过程中,如果滴壶内液面自行下降,则应检查输液器上端是否有漏气或裂隙,必要时更换输液管。

六、常见输液反应与处理

由于输入的液体不纯、输液管不洁或长时间大量输入刺激性药液、多次反复穿刺等原因常常会出现一些并发症。由于输液引起的这些反应,称之为输液反应。常见的输液反应有以下内容。

(一)发热反应

由于输液过程中输入致热物质,如:致热源、游离菌体蛋白、死菌、药物成分不纯等引起的发热。这些致热物质多由于输液器具消毒灭菌不完全或在操作过程中未严格执行无菌操作造成污染;或输入的药液制剂不纯、保存不当被污染等。

1.主要临床表现

患者在输液过程中突然出现发热,症状较轻者发热常在38 ℃左右,于停止输液后数小时内体温可恢复正常;严重者,初起有寒战,继而高热达40～41 ℃,并伴有恶心、呕吐、头痛、周身不适,甚至有神经、精神症状。

2.发热反应的预防

首先输液用具必须严格灭菌;输液时严格执行无菌操作,防止输液器具、药液及穿刺部位被污染;认真检查输液用液体及输液管的质量及有效期;输液用具的保管应注意避免污染。

3.发热反应的处理

对于发热较轻的患者,可减慢或更换药液、输液器,注意保暖;严重者,须立即停止输液,并按高热护理方法对患者进行处理。同时应配合医师共同合作处理,必要时按医嘱给地塞米松 5 mg 或盐酸异丙嗪25 mg等治疗。剩余液体和输液管送检查找反应原因。

(二)静脉炎及血栓性静脉炎

静脉炎是由于输入刺激性较强的溶液或静脉内放置刺激性较强的塑料管时间过长,引起局部静脉壁化脓性炎症或机械性损伤;或由于输液过程中未严格执行无菌操作,导致局部静脉感染。如果血管内膜严重受损,致使血小板黏附其上而形成血栓,则称为血栓性静脉炎。

1.主要临床表现

沿静脉走向出现条索状红线,局部组织红、肿、热、痛,有时伴有全身发热症状。

2.静脉炎的预防

避免感染,减少对血管壁的刺激。在输液过程中,严格执行无菌技术操作,对刺激性强的药物要充分稀释,并防止药液溢出血管外。同时注意保护静脉,需长期输液者应有计划地更换注射部位。静脉置管者做好留置导管的护理。

3.静脉炎的处理

对已经出现静脉炎的部位,可抬高患肢,局部用95%乙醇或50%硫酸镁行湿热敷或用中药如意金黄散外敷,可达到消炎、止痛、收敛、增加舒适的作用;局部还可用超短波理疗。如已合并感染,应根据医嘱给予抗生素治疗。

(三)循环负荷过重反应

由于输液速度过快,或患者原有心肺功能不良者,在短时间内输入过多液体,使循环血容量急剧增加,致心脏负担过重而引起心力衰竭、肺水肿。

1.主要表现

急性左心衰竭的症状,患者突感胸闷、呼吸急促、咳嗽,咳粉红色泡沫痰,面色苍白、出冷汗,心前区疼痛或有压迫感,严重者可自口鼻涌出大量的泡沫样血性液体;肺部布满湿啰音;脉搏快且弱;还可有尿量减少、水肿、腹水、颈静脉怒张等症状。

2.循环负荷过重反应的预防

为防止患者出现循环负荷过重反应,输液时要控制输液速度不宜过快,对老年人、小儿及心肺功能不良者尤应注意。

3.循环负荷过重反应的处理

(1)输液过程中加强巡视、注意观察,一旦发现,应立即停止输液,并通知医师。

（2）病情允许的患者可取端坐位，两腿下垂，以减少下肢静脉回流，减轻心脏负担。

（3）按医嘱给予血管扩张药，扩张外周血管，减轻循环负荷，缓解肺水肿；给予利尿药，有助于缓解肺水肿。

（4）高流量吸氧，湿化瓶内注入 20％～30％乙醇，以降低肺泡内泡沫表面的张力，使泡沫破裂、消散，从而改善肺泡内的气体交换，减轻缺氧症状。

（5）根据医嘱给予氨茶碱和毛花苷 C 等药物。

（6）必要时可进行四肢轮扎，有效地减少静脉回心血量。但注意掌握轮扎时间、部位及观察肢体情况，每 5～6 分钟轮流放松一个肢体的止血带。另外还可采用静脉放血的方法，每次放血量为 200～300 mL，以缓解循环负荷过重状况。

（四）空气栓塞

空气经静脉进入循环，可导致严重后果，甚至导致死亡。原因是空气进入静脉，随血液循环进入右心房，再到右心室，如空气量少则随血液被压入肺动脉，再分散到肺小动脉，最后到肺毛细血管后被打散、吸收，损害较小；当大量的空气进入右心室可阻塞肺动脉入口，使血液无法进入肺内，从而导致气体交换障碍，机体严重缺氧，可致患者立即死亡。

造成空气栓塞的原因是输液导管内空气未排净、导管连接不紧、有缝隙；或在加压输液、输血时无人看守导致液体走空等；更换药液不及时，更换药液后未检查输液管内是否进气，当输液管走空范围较大或滴壶以下部分进气未采取措施，则在更换药液后由于液体的压力，将气体压入静脉。

1.主要症状和体征

患者突然出现胸部感觉异常不适或有胸骨后疼痛，随即出现呼吸困难，严重发绀，濒死感，心前区可听到响亮持续的"水泡音"，心电图检查表现为心肌缺血和急性肺心病的改变。严重者意识丧失、死亡。

2.空气栓塞的预防

由于空气栓塞可造成严重后果，甚至导致患者死亡，因而在输液时必须排净空气，及时更换药液，每次更换药液都要认真检查输液管内是否有空气，滴壶液面是否过低，发现异常及时予以调整。如需加压输液、输血，护士应严密监测，不得随意离开患者。

3.空气栓塞的处理

一旦发生空气进入静脉，嘱患者立即取左侧卧位，病情允许最好取头低足高位,该体位有利于气体浮向右心室尖部,避免阻塞肺动脉口,从而防止发生肺阻塞;再者由于心脏不断跳动,可将空气混成泡沫,分次小量进入肺动脉内,以免发生肺栓塞。如果可能,也可通过中心静脉导管抽出空气。

第二节 静 脉 输 血

静脉输血是将全血或成分血经静脉直接注入循环系统中,从而达到治疗的目的,是临床工作中常用的急救和治疗的重要手段。

一、血液及血液制品的种类

(一)全血

全血是指采集后未经任何改变而保存备用的血液,分为新鲜血和库存血两类。

1.新鲜血

新鲜血指在 4 ℃冰箱内冷藏,保存时间在 1 周内的血液,它基本上保留血液中原有的成分,可以补充各种细胞、凝血因子和血小板,适用于血液病患者。

2.库存血

在 4 ℃的冰箱内冷藏可保存 2～3 周。它保留血液的各种成分,但随着保存时间的延长,其有效成分会发生变化,保存时间越长,血细胞、血小板、凝血酶原破坏越多。此外,血液酸性增高,钾离子的浓度上升,故大量输注库存血时,应注意发生酸中毒和高血钾。库存血适用于各种原因引起的大出血,用以补充血容量,维持血压。

(二)成分血

成分血是根据血液中各种成分的比重不同,将血液分离提纯,分别制成的高浓度的制品。临床治疗中根据患者需要选择相关的血液成分输入,其优点是纯度高、针对性强,比全血疗效好,不良反应小,可一血多用,达到节约用血的目的,是目前临床常用的输血类型。

成分血可分为 2 种:①有形成分,如红细胞、白细胞、血小板。②血浆成分,血浆和血浆蛋白、凝血制品。

1.红细胞制品

浓缩红细胞、洗涤红细胞、冰冻红细胞。

(1)浓缩红细胞：也称压积红细胞，细胞体积占 70％～75％，只含少量血浆，主要用于血容量正常的贫血患者和携氧能力有缺陷的患者。如长期慢性贫血，特别是老年人或合并有心功能不全的贫血患者，儿童慢性贫血。浓缩红细胞分离后应在 24 小时内使用。

(2)洗涤红细胞：红细胞经 0.9％氯化钠溶液离心洗涤数次，再加入适量生理盐水。其80％～90％的白细胞、血小板被洗除，抗体物质减少，适用于脏器移植术后患者，免疫性溶血性贫血、尿毒症以及血液透析后高血钾的患者。应在 6 小时内使用，因故未能及时输用者只能在 4 ℃条件下保存 12 小时。

(3)冰冻红细胞：保存期较长，适应于为稀有血型者保存部分红细胞和已被致敏及需长期输血治疗的患者。

(4)红细胞悬液：提取血浆后的红细胞加入等量的红细胞保养液制成，适用于战地急救及中小手术的患者。

2.白细胞

新鲜全血经离心后取其白膜层的白细胞，于 4 ℃保存，48 小时内有效，适用于粒细胞缺乏症的患者。主要制品有白细胞浓缩液、转移因子 IF、干扰素 IF。

3.血小板

新鲜全血经离心所得。主要制品有含血小板血浆和血小板浓缩液、冰冻血小板。主要用于治疗严重的再生障碍性贫血、输大量库存血或体外循环心脏手术后血小板减少症，以及其他导致血小板减少所引起的出血。22 ℃保存，24 小时有效。输血小板时需先轻轻转动容器，使沉淀的血小板悬浮于血清中，不必过滤即可进行输注，输注速度宜快，80～100 滴/分。

4.血浆

血浆为全血经过分离后所得的液体部分。主要成分为血浆蛋白，不含血细胞，无凝集原，因此不出现凝集反应，单独输注时无须做血型鉴定和交叉配血试验。主要制品有新鲜液体血浆、新鲜冰冻血浆、普通冰冻血浆、冰冻干燥血浆。

5.血浆蛋白成分

以血浆为原料加工而成的制品。主要制品有清蛋白、免疫球蛋白和各种凝血制品。

二、输血的方法

输血主要有 2 种途径，静脉输血与动脉输血，最常用的为静脉输血。动脉输血可直接迅速补充失血,特别有利于冠状动脉和脑动脉的灌注,升压效果明显,但近年来的研究表明中心静脉快速输血完全可以达到动脉输血的效果,因而现在动脉输血临床使用较少。

(一)输血的目的

1.补充血容量

增加有效循环血量,增加心排血量,改善心肌功能和全身血液灌流,提升血压。常用于急性大出血、休克患者。

2.纠正贫血

增加血红蛋白及携氧的能力,改善全身状况。常用于因血液系统疾病而引起的严重贫血以及某些慢性消耗性疾病的患者。

3.补充抗体、补体

新鲜血液含有多种抗体及白细胞、血小板,输血后可以增强机体免疫力。常用于严重感染、烧伤等患者。

4.补充血浆蛋白

纠正低蛋白血症,改善营养,维持胶体渗透压,减少组织渗出和水肿,保证循环血量。常用于低蛋白血症的患者。

5.补充凝血因子

输入新鲜血,可以补充各种凝血因子,改善凝血功能。常用于凝血机制障碍的患者。

6.促进骨髓系统和网状内皮系统功能

常用于再生障碍性贫血、白血病等。

7.改善组织缺氧

血红蛋白失去运氧能力和不能释放氧气供组织利用时,以改善组织器官的缺氧状况。用于苯酚、一氧化碳等中毒。

(二)输血适应证

1.各种原因引起的大出血

一般一次失血在 500 mL 以内,可由组织间液进入血液循环而起到代偿;失血 500～800 mL,可输入等渗盐水、平衡液、血浆代用品或全血;失血＞1 000 mL 应及时输血。

2.纠正贫血或低蛋白血症

输入全血,浓缩或洗涤红细胞可纠正贫血;血浆、清蛋白液用于低蛋白血症。

3.严重感染

输血可提供抗体、补体等,以增强抗感染能力,一般采用少量多次输入新鲜血或成分血。切忌使用库存血。

4.凝血功能异常

对患有出血性疾病的患者,可输新鲜血或成分血、血小板、凝血因子、纤维蛋白原等。

(三)血型和相容性检查

1.血型

血型是指红细胞膜上特异性抗原的类型。根据红细胞所含有的凝集原,把人类的血液区分为若干类型。血型狭义来说是指红细胞抗原的差异,广义来说包括白细胞、血小板等血液各成分抗原的不同。1995 年国际输血协会认可的红细胞血型系统有 23 个,201 种抗原。临床上主要应用的是 ABO 血型系统和 Rh 血型系统。

(1)ABO 血型系统:ABO 血型是根据红细胞膜上是否存在凝集原 A 与凝集原 B 而将血液分为 A、B、AB、O 4 种血型(表 10-1)。

表 10-1　ABO 血型系统

血型(抗体)	红细胞上的凝集原(抗原)	血清中的凝集素
A	A	抗 B
B	B	抗 A
O	无	抗 A、抗 B
AB	A/B	无

(2)Rh 血型系统:人类红细胞除含 AB 抗原外,还有 C、c、D、d、E、e 6 种抗原。因 D 抗原的抗原性最强,故 Rh 血型是以 D 抗原存在与否来表示 Rh 阳性或阴性。汉族中 99％的人为 Rh 阳性,Rh 阴性者不足 1％。Rh 阴性的人输入 Rh 阳性血液,或 Rh 阳性胎儿的红细胞从胎盘进入了 Rh 阴性的母体,就会使 Rh 阴性者产生抗 Rh 抗体,当再次输入 Rh 阳性血液或再次妊娠时,就会出现不同程度的溶血反应或新生儿的溶血。

2.交叉相容配血试验

该试验的目的在于检查受血者与献血者之间有无不相容抗体。输血前虽已验明供血者与受血者的 ABO 血型相同,为保证输血安全,在确定输血前仍需再做交叉相容配血试验。

（1）直接交叉相容配血试验：用供血者红细胞和受血者血清进行配合试验，检查受血者血清中有无破坏供血者红细胞的抗体。

（2）间接交叉相容配血试验：用供血者血清和受血者红细胞交叉配合，检查输入血液的血浆中有无能破坏受血者红细胞的抗体。

无论直接还是间接交叉配血试验，只要有一项发生凝集就表示血型不合，不能输血。

（四）输血前准备

输血前应先取得患者的理解并征得患者的同意，签署知情同意书。

1.备血

根据医嘱抽取血标本 2 mL，与已填写的输血申请单一起送往血库，做血型鉴定和交叉配血试验。采血时不要同时采集两个人的血标本，以免发生混淆。

2.取血

输血当日凭取血单去血库取血，必须与血库人员共同做好"三查""八对"。"三查"即查血的有效期、血的质量和输血装置是否完好；"八对"即对床号、姓名、住院号、血袋号、血型、交叉配血试验结果、血液种类和剂量。超过保质期不能使用。检查血液质量如发现血浆颜色变红或混浊有泡沫，红细胞与血浆界限不清等都证明有溶血现象，均不能使用。查对无误，在交叉配血单上签名方可提取血液。

3.取血后

血液自血库取回后，切勿振荡，以免红细胞大量破坏引起溶血；取回的血液在室温下放置15～20分钟后再输入，不能将血液加温，防止血浆蛋白凝固变性而引起反应，避免放置时间过长，造成污染。

4.输血前

输血前需与另一护士再次进行核对，以确保无误。

（五）静脉输血的方法

1.目的

见静脉输血目的。

2.评估

（1）患者及供血者的血型及交叉配血结果、输血史及过敏史。

（2）患者病情、治疗情况、心理状态、对输血的理解程度与合作程度。

（3）穿刺部位皮肤及血管情况。

3.操作前准备

(1)用物准备:①间接静脉输血法,同密闭式输液,仅将输液器换为输血器(滴管内有滤网,9号静脉穿刺针头)。另备手套。②直接静脉输血法,同静脉注射,另备50 mL注射器数具(根据输血量多少而定)、3.8%枸橼酸钠溶液、手套。③0.9%生理盐水、血液制品(根据医嘱准备)。

(2)患者准备:①了解输血的目的、方法、注意事项及配合要点。②在输血同意书上签字。③根据需要排尿或排便,取舒适卧位。

(3)护士准备:着装整洁,修剪指甲,洗手、戴口罩。

(4)环境准备:清洁、宽敞,光线明亮,方便操作,避免清扫等使尘埃飞扬的操作。

4.操作步骤

(1)间接输血法:①再次检查核对,将用物携至患者床旁,与另一位护士一起再次核对和检查。解释操作目的和方法。②建立静脉通道,按密闭式输液法先输入少量生理盐水。③连接血袋进行输血,戴手套,打开储血袋封口,常规消毒开口处塑料管,将输血器针头插入塑料管内,缓慢将储血袋倒挂于输液架上。④控制和调节滴速,开始输入血液速度宜慢,观察15分钟,如无不良反应,根据病情调节滴速。⑤操作后处理,协助卧位,交代患者或家属有关注意事项,将呼叫器置于易取处。整理用物,洗手,记录。⑥输血完毕后的处理,再继续滴入生理盐水,直到将输血器内的血液全部输入体内再拔针。整理床单位,清理用物,做好输血记录。

(2)直接输血法:①向供血者和患者做解释。②洗手,戴口罩,给备好的注射器内加入抗凝剂。③请供血者和患者分别卧于床上,露出一侧上臂。④认真核对受血者和供血者姓名、血型、交叉配血结果。⑤将血压计袖带缠于供血者上臂并充气。⑥选择粗大静脉(一般为时正中静脉)。戴手套,常规消毒皮肤,抽取血液,立即行静脉注射输给受血者。⑦输血毕,拔出针头,用小纱布按压穿刺点片刻至无出血。⑧清理用物,洗手,记录。

5.注意事项

(1)严格执行无菌操作和查对制度,避免事故差错和输血反应的发生。

(2)血库中的血液取出后,30分钟内给患者输入,避免久置使血液变质或被污染。

(3)在输血前后均应输入少量生理盐水,冲洗输血器管道,输注2个以上供血者的血液时,二者之间应输入少量生理盐水,血液内不得随意加入其他药品,并避免和其他溶液相混，以防血液在酸、碱、高、低渗的环境中发生凝集和溶解。

（4）静脉输血开始时速度宜慢，观察 15 分钟后如无反应，可根据情况调节至合适的滴速。大出血、休克时尽快补充血容量，可加压、快速输血。

（5）输血过程中要加强巡视，注意观察患者的局部是否有疼痛，有无输血反应，一旦发生输血反应，应立即停止输血并按照输血反应给予处理。加压输血时必须有护士监测，以避免空气进入体内，发生空气栓塞。

（6）多次输血或输入多个人的血时，输血前按医嘱酌情给抗过敏药。大量输库存血时应注意补充钙剂。

（7）同时输多种血液时一般应先输成分血再输全血，以保证成分血新鲜。

（8）输完血的血袋应保留 24 小时备查。如发生输血反应还应保留余血以备检查分析，查找原因。

（9）采用直接输血法从供血者血管内抽血不可过急过快，并注意观察其面色、血压等变化，询问有无不适。连续抽血时，只需更换注射器，不必拔出针头，但要放松袖带，并用手指压迫穿刺部位前端静脉，以减少出血。给受血者推注速度不可过快。

三、自体输血

自体输血通常指采集患者体内血液或于手术中收集自体失血再回输给同一患者的方法，即输回自己的血。自体输血的优点是无须做血型鉴定及交叉配血试验，不会产生免疫反应，扩容迅速、安全、可靠，开展自体输血将有利于开拓血源，减少储存血量，既节省血源又防止发生输血反应，同时有效地避免了因输血而引起的疾病（如肝炎、艾滋病）的传播。

自体输血有 3 种形式，包括术前预存自体血、术前稀释血液回输和术中失血回输。

（一）术前预存自体血

选择符合条件的患者于术前抽取患者的血液，在血库低温下保存，待手术时再输还给患者。一般于术前 3 周开始，每周或隔周采血 1 次。注意最后一次采血应在手术前 3 天，以利机体恢复正常的血浆蛋白水平。

（二）术前稀释血液回输

于手术开始后主要出血步骤前采血并同时自静脉给晶体或胶体溶液，借此降低血细胞比容（HCT）而同时维持血容量，目的是稀释血液，使术中失血时实际丢失的红细胞及其他成分相应减少，所采集的血在手术中或手术后补还自体。

(三)术中失血回输

适用于腹腔或胸腔钝性损伤(如脾破裂)、异位妊娠破裂、估计有大出血的手术(肝脏手术)等,血液流入腹腔16小时内无污染、无凝血者。自体输血的方法采用流动或离心装置自体输血器,将血液进行回收、抗凝、滤过、洗涤等处理再回输给患者。

下列情况不能使用回收血:血液已被污染者,血液可能受癌细胞污染者,血细胞被严重破坏,合并心功能不全,心力衰竭,阻塞性肺部疾病,肝、肾功能不全或原有贫血者均不能采用此法。自体输血量应控制在3 500 mL以内。大量回输自体血时,应适当补充新鲜血浆和血小板。

第十一章

标 本 采 集

第一节 血 液 标 本

一、静脉血标本

(一)目的

正确采集静脉血标本,为临床诊断、治疗提供依据。

(二)操作前准备

1.告知患者和家属

操作目的、方法、注意事项、配合方法。

2.评估患者

(1)病情、意识状态、自理能力、心理状况、合作程度。

(2)采血部位皮肤、血管及肢体活动情况。

3.操作护士

着装整洁、修剪指甲、洗手、戴口罩。

4.物品准备

持针器、采血针、采血管、注射器、检验条形码、治疗盘、安尔碘、棉签、止血带、手套、一次性多用巾、治疗车、快速手消毒剂、消毒桶、污物罐、污物桶、利器盒。

5.环境

整洁、安静。

(三)操作过程

(1)携用物至患者床旁,核对腕带及床头卡。

（2）协助患者取适当体位,戴手套。

（3）将一次性多用巾垫于采血部位下方。

（4）核对检验条形码及采血管。

（5）常规消毒皮肤,待干。

（6）取血。①真空采血法:根据标本类型选择合适的真空采血管,将采血针与持针套连接,按无菌技术操作规程进行穿刺,见回血后,按顺序依次插入真空采血管。②注射器直接穿刺采血法:根据采集血标本的种类准确计算采血量,选择合适的注射器,按无菌技术操作规程进行穿刺。采集完成后,取下注射器针头,根据不同标本所需血量,分别将血标本沿管壁缓慢注入相应的容器内。③经血管通路采血法:外周血管通路仅在置入时可用于采血,短期使用或预期使用时间不超过 48 小时的外周导管可专门用于采血,但不能给药。采血后,血管通路要用足够量的生理盐水冲净导管中的残余血液。

（7）采血完毕,拔出采血管。

（8）拔针、按压穿刺点。

（9）再次核对。

（10）整理床单位,协助患者取舒适卧位。

（11）整理用物,按医疗垃圾分类处理用物。

（12）洗手、记录、确认医嘱。

(四)注意事项

（1）在安静状态下采集血标本。

（2）若患者正在进行输液治疗,应从非输液侧肢体采集。

（3）采血时尽可能缩短使用止血带的时间。

（4）标本采集后尽快送检,送检过程中避免过度震荡。

(五)评价标准

（1）患者和家属能够知晓护士告知的事项,对服务满意。

（2）遵循查对制度和无菌操作技术原则。

（3）操作过程规范,安全,符合检验要求。

二、血培养标本

(一)目的

正确采集血标本,为诊断、治疗和预后判断提供依据。

(二)操作前准备

1.告知患者

操作目的、方法、注意事项、配合方法。

2.评估患者

(1)病情、意识状态、治疗、心理状态及配合程度。

(2)寒战或发热的高峰时间。

(3)抗生素使用情况。

(4)穿刺部位皮肤、血管状况和肢体活动度。

3.操作护士

着装整洁、修剪指甲、洗手、戴口罩。

4.物品准备

同血标本采集。需氧管、厌氧管。

5.环境

整洁、安静。

(三)操作步骤

(1)携用物至患者床旁,核对腕带、床头卡、条形码。

(2)协助患者取舒适、安全卧位,戴手套。

(3)选择血管,系止血带,常规消毒。

(4)再次核对。

(5)穿刺:①注射器直接穿刺采血法(同静脉血标本采集)。②经血管通路采血法(同静脉血标本采集)。③经外周穿刺的中心静脉导管取血法:取 1 支注射器抽生理盐水 20 mL 备用,另备 2 支注射器。用注射器抽出 5 mL 血液弃去;如正在静脉输液中,先停止输液 20 秒,再抽出 5 mL 血液弃去。另用注射器抽取足量血标本。然后以生理盐水 20 mL 用注射器以脉冲式冲洗导管。消毒导管接口,如有静脉输液可打开输液通道。

(6)成人每次采集 10~20 mL,婴儿和儿童 1~5 mL。

(7)拔针,按压穿刺部位。

(8)将血标本分别注入需氧瓶和厌氧瓶内,迅速轻摇,混合均匀。

(9)再次核对。

(10)整理用物及床单位,用物按医疗垃圾分类处理。

（11）擦拭治疗车。

（12）洗手、记录、确认医嘱。

（四）注意事项

（1）血培养瓶应在室温下避光保存。

（2）根据是否使用过抗生素,准备合适的需氧瓶和厌氧瓶。

（3）间歇性寒战患者应在寒战或体温高峰前取血;当预测寒战或高热时间有困难时,应在寒战或发热时尽快采集血培养标本。

（4）已使用过抗生素的患者,应在下次使用抗生素前采集血培养标本。

（5）血标本注入厌氧菌培养瓶时,注意勿将注射器中空气注入瓶内。

（6）2 次血培养标本采集时间至少间隔 1 小时。

（7）经外周穿刺的中心静脉导管采取血培养标本时,每次至少采集 2 套血培养,其中一套从独立外周静脉采集,另外一套则从导管采集。2 套血培养的采血时间必须接近(≤5 分钟),并做标记。

（五）评价标准

（1）患者和家属能够知晓护士告知的事项,对服务满意。

（2）遵循查对制度,符合无菌技术、标准预防原则。

（3）护士操作过程规范、安全,符合检验要求。

三、血气分析标本

（一）目的

采集动脉血,进行血气分析,判断患者氧合情况,为治疗提供依据。

（二）操作前准备

1.告知患者和家属
操作目的、方法、注意事项、配合方法。

2.评估患者
（1）病情、意识状态、吸氧状况或者呼吸机参数的设置、自理能力、合作程度。

（2）穿刺部位皮肤及动脉搏动情况。

3.操作护士
着装整洁、修剪指甲、洗手、戴口罩。

4.物品准备

检验条形码、动脉采血针、治疗盘、安尔碘、棉签、污物罐、手套、一次性多用巾、快速手消毒剂、消毒桶、污物罐、污物桶、利器盒等。

5.环境

安静、整洁。

(三)操作过程

(1)携用物至患者床旁,核对腕带及床头卡。

(2)协助患者取舒适卧位,戴手套。

(3)暴露穿刺部位。

(4)消毒穿刺部位及操作者的示、中指,以两指固定动脉搏动最明显处。

(5)持采血针在两指间垂直或与动脉走向呈 40°刺入动脉。

(6)穿刺成功,可见血液自动流入采血针管内,采血 1 mL。

(7)拔针后即刻拧紧针帽,压迫穿刺点 5~10 分钟。

(8)轻轻转动血气针,使血液与抗凝剂充分混匀,以防止凝血。

(9)整理床单位,协助患者取舒适卧位。

(10)整理用物,按医疗垃圾分类处理用物。

(11)洗手、记录、确认医嘱。

(四)注意事项

(1)在检验申请单上注明采血时间、氧疗方法与浓度、持续时间和体温。

(2)标本应隔绝空气,避免混入气泡或静脉血。

(3)凝血功能障碍者穿刺后应延长按压时间至少 10 分钟。

(4)采集标本后 30 分钟内送检。

(5)洗澡、运动后,应休息 30 分钟再采血。

(五)评价标准

(1)患者和家属能够知晓护士告知的事项,对服务满意。

(2)遵循查对制度,符合无菌技术、标准预防原则。

(3)操作过程规范、安全,符合检验要求。

第二节 尿 标 本

一、目的

(一)尿常规标本

用于检查尿液的颜色、透明度,测定比重,检查有无细胞和管型,并做尿蛋白和尿糖定性检测等。

(二)尿培养标本

用于细菌培养或细菌敏感试验,以了解病情,协助临床诊断和治疗。

(三)24 小时尿标本

用于各种尿生化检查或尿浓缩查结核分枝杆菌等检查。

二、操作前准备

(一)告知患者和家属

操作目的、方法、采集时间、注意事项、配合方法。

(二)评估患者

(1)病情、意识状态、自理能力、合作程度。

(2)排尿情况。

(三)操作护士

着装整洁、修剪指甲、洗手、戴口罩。

(四)物品准备

隔离衣、手套,根据检验项目准备合适用物。

(1)尿常规标本:检验条形码、一次性尿常规标本容器,必要时患者自备便盆或尿壶。

(2)尿培养标本:导尿术留取法:检验条形码,其余同留置导尿术用物。

(3)中段尿留取法:检验条形码、无菌容器、会阴冲洗包。

(4)24 小时尿标本:清洁容器(3 000~5 000 mL),防腐剂(10%甲醛)。

(五)环境

整洁、安静。

三、操作过程

(1)穿隔离衣,携用物至患者床旁,核对腕带及床头卡。

(2)根据患者病情取适当的体位。

(3)常规尿标本:留取晨起后第一次尿液置于标本容器中送检。

(4)24 小时尿标本留取法:将规定时间内的尿液装入含有防腐剂的清洁容器内,混匀后将总量记录在检验条形码上。取 100~200 mL 送检。

(5)尿培养标本检测。①中段尿采集法:按导尿术清洁、消毒外阴,嘱患者排尿,弃去前段尿,留取中段尿 10 mL,置于灭菌试管内送检。②导尿术留取法:按照导尿术插入导尿管将尿液引出,留取尿标本送检。

(6)整理床单位,协助患者取安全、舒适卧位。

(7)整理用物,按医疗垃圾分类处理。

(8)脱隔离衣。

(9)洗手、记录、确认医嘱。

四、注意事项

(1)会阴部分泌物过多时,应先冲洗会阴后再留取。

(2)避免经血、白带、精液、粪便或其他异物混入标本。

(3)选择在应用抗生素前留取尿培养标本。

(4)不能留取尿袋中的尿液标本送检。

(5)留取尿标本前不宜过多饮水,不宜剧烈运动,否则可使尿液中红、白细胞、蛋白质增加。

(6)尿标本留取后要及时送检。

(7)留取尿培养标本时,应注意执行无菌操作,防止标本被污染,影响检验结果。

五、评价标准

(1)患者和家属能够知晓护士告知的事项,对服务满意。

(2)遵循查对制度,符合标准预防、安全原则。

(3)操作规范,动作娴熟。

第三节　粪便标本

一、目的

(一)常规标本

用于检查粪便的性状、颜色、细胞等。

(二)培养标本

用于检查粪便中的致病菌。

(三)隐血标本

用于检查粪便内肉眼不能察见的微量血液。

(四)寄生虫或虫卵标本

用于检查粪便中的寄生虫、幼虫及虫卵计数。

二、操作前准备

(一)告知患者

操作目的、方法、采集时间、注意事项、配合方法。

(二)评估患者

(1)病情、意识状态、治疗情况、合作程度。

(2)排便情况。

(3)女性患者是否在月经期。

(三)操作护士

着装整洁、修剪指甲、洗手、戴口罩。

(四)物品准备

检验条形码、标本容器或培养瓶、手套、隔离衣、透明胶带(查找蛲虫)。

(五)环境

整洁、安静。

三、操作过程

(1)穿隔离衣,携用物至患者床旁,核对腕带及床头卡。

(2)常规标本:嘱患者排便于清洁便盆内,用检便匙取中央部分或黏液脓血部分约 5 g,置于标本容器内。

(3)培养标本:嘱患者排便于消毒便盆内,用无菌棉签取中央部分粪便或黏液脓血部分 2~5 g 置于培养瓶内,塞紧瓶塞待送。

(4)隐血标本:按常规标本留取。

(5)寄生虫或虫卵标本。①检查蛲虫卵:取透明胶带于夜晚 0 点左右或清晨排便前贴于肛门口周围,取下对折后送检。②检查阿米巴原虫:应在采集前将容器用热水加温,便后连同容器立即送检。③找寄生虫体或虫卵计数:采集 24 小时便。

(6)整理床单位,协助患者取安全、舒适卧位。

(7)整理用物,按医疗垃圾分类处理。

(8)脱隔离衣。

(9)洗手、记录、确认医嘱。

四、注意事项

(1)灌肠后的粪便、粪便过稀及混有油滴的粪便等不宜作为检查标本。

(2)便标本应新鲜,不可混入尿液及其他杂物。

(3)便隐血试验:检查前 3 天内禁食肉类、肝类、血类食物,并禁服铁剂,按要求采集标本。

(4)服驱虫剂或做血吸虫孵化检查时,应留取全部粪便及时送检。

(5)检查阿米巴原虫,检查前禁止服用钡剂或含金属的导泻剂,以免影响阿米巴虫卵或包囊的显露。采集前需将容器用热水加温,便后连同容器一起送检。

五、评价标准

(1)患者和家属能够知晓护士告知的事项,对服务满意。

(2)操作规范,标本采集方法正确。

(3)遵循查对制度,符合标准预防原则。

第四节 痰 标 本

一、目的

检查痰液中的致病菌,进行药敏试验,协助诊断。

二、操作前准备

(一)告知患者

操作目的、方法、采集时间、注意事项、配合方法。

(二)评估患者

(1)病情、意识状态、治疗、配合程度。

(2)口腔黏膜、咽部情况。

(3)排痰情况及痰液的颜色、性质、量等。

(三)操作护士

着装整洁、修剪指甲、洗手、戴口罩。

(四)物品准备

隔离衣、一次性手套,根据留取标本项目准备用物。

(1)常规痰标本:痰盒、检验条形码,必要时备吸痰用物。

(2)痰培养标本:无菌容器、漱口溶液、检验条形码。

(3)24 小时标本:容积约 500 mL 清洁广口集痰容器、检验条形码。

(五)环境

整洁、安静。

三、操作过程

(1)穿隔离衣,携用物至患者床旁,核对腕带和床头卡。

(2)常规痰标本。①自行采集:晨起漱口,深吸气后用力咳出呼吸道深部痰液置于痰盒内送检。②协助采集:患者取适当卧位,先叩击患者背部,按吸痰法吸入 2～5 mL 痰液置于痰盒内。

（3）24 小时痰标本：在广口集痰瓶内加少量清水，从清晨醒来（7：00）未进食前漱口后第一口痰开始留取，至次日晨（7：00）未进食前漱口后最后一口痰结束，全部痰液置于集痰容器内，注明留痰的起止时间。

（4）痰培养标本：清晨协助患者用漱口液漱口，深吸气后用力咳嗽，将痰吐入无菌容器内送检。

（5）留取后，给予漱口或口腔护理。

（6）整理床单位，协助患者取舒适、安全卧位。

（7）整理用物，按医疗垃圾分类处理用物。

（8）脱隔离衣。

（9）洗手、记录、确认医嘱。

四、注意事项

（1）除 24 小时痰标本外，痰液收集时间宜选择在清晨，标本采集后及时送检。

（2）采集痰培养标本，应严格进行无菌操作，避免因操作不当污染标本，影响检验结果。

（3）采集痰标本时，嘱患者勿将唾液、漱口水、鼻涕混入痰标本中。

（4）如患者伤口疼痛无法咳嗽，可用软枕或手掌压迫伤口，降低伤口张力，减轻咳嗽时的疼痛。

（5）查痰培养及肿瘤细胞的标本应立即送检。

（6）避免在进食后 2 小时内留取咽拭子标本，以防呕吐，棉签不要触及其他部位以免影响检验结果。

（7）幼儿痰液收集困难时，可用消毒棉拭喉部，引起咳嗽反射，用药棉拭子刮取标本。

五、评价标准

（1）患者能够知晓护士告知的事项，并能配合，对服务满意。

（2）遵循查对制度，符合标准预防原则。

（3）操作过程规范、安全，动作娴熟。

第五节 咽拭子标本

一、目的

从咽部和扁桃体取分泌物作细菌培养或病毒分离,以协助诊断、治疗和护理。

二、操作前准备

(一)告知患者

操作目的、方法、注意事项、配合方法。

(二)评估患者

(1)病情、意识状态、自理能力、心理反应、合作程度。

(2)口腔黏膜及咽喉部情况。

(三)操作护士

着装整洁、修剪指甲、洗手、戴口罩、戴手套。

(四)物品准备

化验条形码、无菌咽拭子培养管、压舌板、手电筒、手套、快速手消毒剂。

(五)环境

安静、整洁。

三、操作过程

(1)携用物至患者床旁,核对腕带及床头卡。

(2)协助患者用清水漱口,取舒适卧位。

(3)嘱患者张口发"啊"音。

(4)压舌板轻压舌部,用培养管内的无菌棉签擦拭腭弓两侧及咽、扁桃体上的分泌物。

(5)迅速将棉签插入无菌试管并塞紧。

(6)整理床单位,协助患者取舒适、安全体位。

(7)整理用物,按医疗垃圾分类处理用物。

(8)洗手、记录、确认医嘱。

四、注意事项

（1）采集时，为防止呕吐，应避免在患者进食后 2 小时内进行。动作要轻稳、敏捷，防止引起患者不适。

（2）注意棉签不要触及其他部位，保证所取标本的准确性。

（3）标本容器应保持无菌状态，采集后立即送检。

（4）做真菌培养时，需在口腔溃疡面上采集分泌物。

五、评价标准

（1）患者能够知晓护士告知的事项，并能配合，对服务满意。

（2）遵循查对制度，符合标准预防、安全原则。

（3）操作过程规范，动作娴熟。

第六节　导管培养标本

一、目的

取患者导管尖端做细菌培养。

二、操作前准备

（一）告知患者

操作目的、方法、注意事项、配合方法。

（二）评估患者

（1）病情、治疗情况、导管留置时间。

（2）导管局部皮肤情况及肢体活动度。

（三）操作护士

着装整洁、修剪指甲、洗手、戴口罩。

（四）物品准备

治疗车、化验单、条形码、2 套血培养瓶、无菌试管、无菌剪刀、无菌手套、采血针、穿刺盘、快速手消毒剂、利器盒、消毒桶、污物桶等。

(五)环境

整洁、安静。

三、操作步骤

(1)携用物至患者床旁,核对腕带、床头卡。

(2)协助患者取舒适、安全卧位。

(3)采集血培养标本2套:一套从可疑感染的导管采集,另一套从独立外周静脉采集(方法同血标本采集)。

(4)协助患者摆放体位,使导管穿刺点位置低于心脏水平。

(5)再次洗手、戴无菌手套。

(6)缓慢移出导管,迅速按压穿刺点,检查导管尖端是否完整。

(7)用灭菌剪刀剪取导管尖端和皮下部分,分别置于无菌试管内塞紧,注明留取时间。

(8)整理用物及床单位,用物按医疗垃圾分类处理。

(9)擦拭治疗车。

(10)洗手、记录、确认医嘱。

四、注意事项

(1)采集标本的时机尽可能选在使用抗生素之前。

(2)留取导管标本应与采集血培养标本同时进行,采集时间宜在5分钟内完成,以免影响检验结果。

五、评价标准

(1)患者和家属能够知晓护士告知的事项,对服务满意。

(2)遵循查对制度,符合无菌技术、标准预防原则。

(3)护士操作过程规范、准确。

第十二章

疼 痛 护 理

第一节 疼痛的机制

一、主要机制

(一)特异性理论

该理论认为,疼痛是独立于触觉和其他感觉之外的一种特异性的感受器,在试验中发现,切断脊髓的灰质,痛觉消失而触觉不受影响,而切断脊髓的白质则相反,痛觉存在但触觉产生障碍,说明脊髓的灰质可能是痛觉的特异性传导结构。

(二)形式学说

该学说认为没有特异性的体感觉感受器,所有的体感觉神经末梢性质是相同的。各种刺激由于其强度、地点、范围的不同,而兴奋了不同数量的神经末梢,各个神经末梢发放不同频率的冲动,由于神经冲动的时阈和空间构型不同,引起了不同的感觉。在体内没有特异的痛觉感受器和传导痛觉的神经纤维,强烈刺激作用于非特异性的感受器,产生一组在空间和时间序列上构型复杂的特殊冲动形式,正是这种特殊冲动形式在脑内产生了痛觉。该学说提出传入冲动在空间、时间上的构型是传递信息的重要方式,这一概念还是有启发性的,实际上也是为人们所接受的。

(三)闸门控制理论

该理论认为疼痛信号在中枢系统传递时,受到由脊神经其他传入冲动的闸门控制,这个闸门可对周围神经的过度活动进行调节。

二、新发现机制

随着人们对疼痛研究的进一步深入,又增加了其他的观点和理论。

(一)心理状态

生物学家认为,疼痛的产生与组织的损伤密切相关,但疼痛更多时候是一种主观的感觉,在患者没有组织损伤而又主诉疼痛时,往往只是一种心理状态。

(二)疼痛强度理论

由 Darwin 提出并由 Goldscheider 逐步完善,该理论认为疼痛的产生是由于刺激累加的结果,而刺激强度在中枢的叠加对疼痛的产生至关重要,当刺激在低水平活动时,调节反射,而在高水平活动时,则产生疼痛。

(三)伤害性感受器

当组织发生伤害或出现可能导致伤害的袭击信号时,可以作用于组织中的伤害感受器而引起疼痛感觉,并引起特殊的伤害性反应。

由以上可以看出,每一种关于疼痛的理论都有自己的试验依据和理论基础,但是也都存在某些不能完全解释疼痛的地方,比如使用特异性理论来解释肝后神经痛、灼痛、中枢痛等非常困难,而形式学说又有部分内容与疼痛的解剖结构有矛盾,所以要综合各种理论,再结合解剖学的观点,才能初步解释疼痛产生的原因及过程,要想确切认识疼痛产生的机制,尚需要大量深入的研究。

第二节 疼痛对机体的影响

一、对心血管系统的影响

疼痛刺激可引起机体内的一些内源性活性物质释放,从而影响心血管功能。机体释放的内源性物质包括:①交感神经末梢和肾上腺髓质释放的儿茶酚胺;②肾上腺皮质释放的醛固酮和皮质醇;③下丘脑释放的血管升压素及血管紧张素。血管紧张素可引起机体血管收缩,内源性儿茶酚胺可使心率加快、心肌耗氧量增加以及外周血管阻力增加,导致心肌缺血,甚至心肌梗死。醛固酮、皮质醇和血管升压素能引起患者体内水、钠潴留,对心脏功能低下的患者可引起充血性心力衰竭。

二、对呼吸系统的影响

水、钠潴留可引起血管外肺水的增多,导致患者肺部的通气/血流比值异常。实施胸部和腹部手术的患者,由疼痛引起的肌张力增加可造成患者呼吸系统的顺应性下降,通气功能降低,此改变可促使患者手术后出现肺不张,结果使患者发生缺氧和二氧化碳蓄积。在大手术或高危患者手术后疼痛可导致功能余气量显著减少。早期缺氧和二氧化碳蓄积可刺激分钟通气量代偿性增加,但长时间的呼吸做功增加可导致呼吸功能衰竭。某些患者由于低通气状态而发生肺实变和肺炎等呼吸系统严重并发症。

三、对凝血功能的影响

疼痛引起的应激反应可使血小板黏附功能增强、纤维蛋白溶解功能降低,使机体处于一种高凝状态。临床上有心血管、脑血管或已有凝血机制异常的患者,手术后有导致脑血栓和心血管意外的可能。对于施行血管手术的患者,凝血机制的改变可影响手术治疗的效果甚至导致手术部位血管床血栓形成,若大面积血栓形成并发生血栓脱落,则可导致肺栓塞。

四、对机体免疫机制的影响

疼痛尤其是慢性疼痛可使机体内的免疫球蛋白下降,吞噬细胞功能下降,另外疼痛时糖皮质激素水平升高而抑制抗体反应,影响淋巴细胞的成熟,使机体的免疫功能下降。

五、对内分泌系统的影响

疼痛可引起体内多种激素的释放,产生相应的病理生理改变。除一些促进分解代谢的激素如儿茶酚胺、皮质醇、血管紧张素和血管升压素外,还可引起促肾上腺皮质激素、生长激素和胰高血糖素的增加,疼痛引起的应激反应还可导致促使合成代谢的激素(如雄性激素和胰岛素)水平的降低。肾上腺素、皮质醇和胰高血糖素水平升高,通过促使糖原分解和降低胰岛素,最终导致血糖增高、蛋白质和脂质分解代谢增强,发生负氮平衡,不利于手术后机体的康复。醛固酮、皮质醇和血管升压素可使机体出现保钠排钾,从而影响体液和电解质的重吸收,这亦可引起外周和血管外肺水的增加。

六、对胃肠道和泌尿系统的影响

疼痛引起的交感神经系统兴奋可反射性地抑制胃肠道功能,使平滑肌张力降低,而括约肌张力增高。表现为肠道绞痛、腹胀、恶心、呕吐等不良反应,膀胱平滑肌张力下降可导致手术后患者尿潴留,增加了相应的并发症(如尿路感染)的发生率。

七、对其他方面的影响

(一)躯体反应

轻度的疼痛或快痛只引起局部反应,如局部的充血、少量的活性物质析出等,在局部疼痛的基础上可能出现瘙痒和其他的不适感,当疼痛强度进一步加大则可出现肌肉收缩、肢体强直、强迫体位,同时由于生化物质、血管活性物质的增多而引起缺血、缺氧,使疼痛进一步加剧。

(二)内脏反应

疼痛引起的内脏反应在病理生理改变上具有重要的临床意义,这种变化主要表现为以自主神经的异常活动为先导,引起一系列器官、组织的反应,如血压增高、心律失常、恶心、呕吐、出汗、便意甚至出现心搏骤停,内脏器官的疼痛又可进一步促使内脏器官发生缺血、缺氧,持续时间较长时甚至产生胃肠道的溃疡和穿孔。

(三)生化反应

研究表明,慢性疼痛和剧烈疼痛时机体的内源性镇痛物质减少,而抗镇痛物质增高,血管活性和炎性物质的释放,不仅可加重原发病灶的病理机转,而且对各组织器官的功能发生影响,出现激素、酚类和代谢系统的生化紊乱,使病理生理变化向更加广泛、复杂、严重的方面发展。

(四)心理行为反应

疼痛对情绪的影响非常直接和迅速,并可形成恶性循环,疼痛的机体往往表现为沮丧、忧郁、烦躁、暴怒、恐惧、焦虑和易激惹;行动方面可表现为神经症、自残行为、变态行为等,长期服用镇痛药物而成瘾的机体更容易发生人格变态、丧失自尊甚至产生轻生行为。野战条件下,轻度的疼痛可以刺激战斗人员的中枢神经系统,增加机体的警觉性,短时间内提高战斗人员的战斗力。但是如疼痛持续时间过长,患者将处于抑郁状态,情绪低落,急性剧烈疼痛可使患者烦躁不安以及产生强烈的反应甚至大哭大叫,注意力大幅度下降,有些出现情绪的不稳定甚至产生怯战情绪。对于手术后的患者,疼痛可使局部的肌张力增加,不利于患者早期下床活动,因此可影响机体的恢复过程,延长住院时间。同时疼痛刺激使患者出现恐惧感、失眠、焦虑,处于一种无援的感觉之中,增加不良记忆。疼痛患者特别是长期慢性疼痛的患者如不能得到及时的救治,会很多产生心理上的变态行为,甚至吸毒、贩毒,增加社会的不稳定因素。

第三节　疼痛的分类

一、根据疼痛的部位

可分为浅表痛(程度剧烈,定位准确,多呈局部性)、深部痛(程度较轻,定位不准确,有时伴有牵涉痛,可出现痛觉过敏区)、中枢痛(主要指脊髓、脑干、丘脑、大脑皮质等中枢发放的刺激,如脑肿瘤、脊髓空洞症、脑出血等引起的疼痛)。

二、根据疼痛的性质

可分为刺痛、灼痛、酸痛、胀痛、绞痛等。

三、根据疼痛的原因

可分为炎性痛(指生物源性炎症、化学源性炎症所致的疼痛)、神经病理性痛(起于末梢至中枢任何部位的病损,剧烈、弥散而持久,包括各种神经痛及其综合征)、癌痛和精神性疼痛(无确切的躯体病变,但诉说有顽固的疼痛)。

四、根据疼痛的持续时间

可分为急性疼痛(疼痛持续时间<6个月)和慢性疼痛(疼痛持续时间>6个月)。

第四节　疼痛的评估

一、主观报告

主观报告是指依据患者的表述结合某些简单的测定量表对疼痛进行评估的方法。在临床实践中这种方法的作用已被充分肯定,患者的陈述常用作衡量疼痛严重程度和疼痛性质的标准,这是由于患者的自我陈述语言有可能向临床医师提示损伤或损害的种类。这种方法存在的问题有:①主观描述可能包含患者的偏向、偏见或弄虚作假;②疼痛描述可能并不与伤害刺激的严重程度成比例;③疼痛描述的性质和程度可能与其他指标不一致;④疼痛评级可能诱使患者主观感觉上的疼痛加剧,从而影响患者的评级。但是只要掌握同患者沟通的技巧,上述问题可以在一定程度上减小甚至消失,此方法仍然可以作为疼痛评估的主要方法。目前常用的主观评估方法有:

(一)视觉模拟评分法(visual analogue scale,VAS)

通常是用一条长 100 mm 的直线,标注间隔为 1 mm,左侧起始点为不痛,右侧终点为剧痛。患者自己按疼痛程度在直线上标示合适的点,然后,检查者由左向右测量出毫米距离数,即为疼痛评分。应用视觉模拟评分法的关键是医师或研究人员与被测试者之间的沟通和解释工作,只有被测试者真正理解了其概念和目的之后才能真正采用此法对疼痛进行评估。目前临床上已开始使用专用的视觉模拟评分的标尺,被测试者可以移动上面的浮标来对疼痛的程度进行定位,便于理解和操作。

(二)数字等级评定量表(numerical rating scale,NRS)

上述视觉模拟评分法如改用数字代替,用印好的 0~10 的数字序列,0 代表无痛,10 代表极痛,患者根据自己的疼痛程度标记相应的数字,即为数字等级评定量表法,该方法在无标尺和测量工具的情况下也可进行。

(三)言语等级评定量表(verbal rating scale,VRS)

将疼痛用无痛、轻度痛、中度痛和重度痛表示,此法可由患者自己手写或口述,测试者进行记录,是粗略评价疼痛的简单方法,尤其适用于手术后恢复期的患者。

(四)多维评估

上述方法只是从单一主观体验方面进行评价,可靠性受限。Mcgill 设计了一种包含疼痛、情感及评价的复合问卷,采用 3 类词汇分别描述这 3 个方面的内容:第 1 类描述感觉性质,包括时间、空间、压力感、温度感等;第 2 类描述情感性质,包括紧张、畏惧及其他情感体验;第 3 类是评价性的,表达患者对整个疼痛体验的程度评价。这 3 类分成 16 组,再加上 4 个辅助组共 20 个组,测评由患者逐组选择,每组不能多于 1 个词,无适合者可不选。为确定每个词所代表的疼痛强度,还要求主测者(医)及被测者(患)对每个词的强度从 1~5(轻度至极度)给予评分。除词汇表外,还包括一般项目、医学信息(如诊断、治疗)、疼痛部位等、疼痛性质描述及总的目前疼痛强度。通过统计分析资料,得出疼痛的定量指标即疼痛分级指数,选用的词汇总数及目前疼痛强度可对疼痛提供定量性信息。

(五)交叉匹配法

此法是为实现实验性和临床疼痛评价的可比性评分而设计,既可用于实验性疼痛测定,也可用于临床。此法是给患者连续刺激,每一刺激给予一组匹配数字(包括感觉强度、疼痛程度和不适程度),令患者对第 1 次刺激用自认为相当的数字记下其强度,对以后的刺激则按首次刺激强度的比例记录下来,用公式 $R=KS^{n}$ 进行计算,其中 R 为患者疼痛的记数;S 为刺激强度;K 为常数;n 为指数,是个变量。本法过于复杂,要求条件苛刻,应用价值有限。

二、疼痛反应的生理指标

疼痛时患者不仅感到疼痛,还常伴随有一系列生理指标的改变,主要包括躯体和内脏的反射性反应、神经系统的电活动和整体行为变化,可对其进行测定和记录,这些生理指标在一定程度上间接反映疼痛程度,具有一定的参考价值。

(一)躯体反射性反应

最常用的躯体反应指标是屈肌反射,主要表现为肢体回缩,它是一种低级反射活动,是对疼痛的逃避反应。截瘫患者屈肌反射的刺激阈值接近于正常人的疼痛阈值。

(二)自主神经功能常用的指标

有血压、心率、呼吸、瞳孔、血管容积、皮肤温度、出汗及内分泌激素等,疼痛时常伴有这些指标的变化,但表现出来的反应形式不一定相同,有时甚至可能相反,而且上述指标除疼痛外,还受多种因素影响,所以要结合临床实际进行综合分析。

(三)神经系统的电活动

从机体接受刺激到产生痛觉和伴发反应,均有赖于神经系统结构和功能上的完整性,电活动是这种功能活动的主要表现形式。

1.外周神经电活动

将记录电极置于外周神经干,可测记到神经干复合动作电位,如果记录电极置于神经干分离出来的单根神经纤维上,则可测得单纤维神经动作电位。现已证实,只当刺激强度达到足以兴奋神经干中有髓纤维(A 纤维)和无髓纤维(C 纤维)时,才能引起疼痛,换句话说,疼痛与 A 和 C 纤维的活动有关。但是,A 和 C 纤维的活动却并非必然代表疼痛,因为这些纤维还传送其他类型的刺激信息,如温度觉。

2.中枢神经系统电活动

根据测记的是中枢神经系统整个某一级中枢、中枢某一部分,甚至是中枢某个或某几个神经元的电活动的不同区,将分为诱发电位、场电位和神经单位放电,依据测得的这些电位的变化,结合其他疼痛评估的指标,可对临床上镇痛的效果进行评估。

(四)整体行为反应

在自然清醒状态下疼痛常伴发一系列行为反应,如痛苦表情、呻吟、烦躁不安、肌紧张、睡眠改变等,对这些疼痛行为表现进行观察计量是临床常用的间接指标。

第五节　护理措施

一、准确评估疼痛与记录

通过语言沟通或观察患者的面色、体态以及生命体征等客观表现,判断疼痛是否存在以及记录疼痛的部位、性质、程度、持续时间、有无伴随症状等;处理疼痛的最大障碍往往是对疼痛估计不足、处理疼痛的知识不够,有时还与患者隐瞒不报告有关。

二、采取及时、恰当的止痛措施

急性疼痛应根据检查、检验结果作出初步诊断,及时采取适当的措施如制动、固定或进行急诊手术治疗等;慢性疼痛除了根据"三阶梯治疗"的原则给予适当的药物止痛外,护理人员还可在自己职权范围内运用冷敷、热敷、简单按摩、改变体位、呼吸调整、分散注意力等非药物疗法为患者减轻痛苦。绝大部分疼痛可以通过医疗和护理得到很好控制。

三、止痛效果的评价

处理止痛治疗的不良反应和并发症,对于正在接受疼痛治疗的患者,护士有责任了解治疗的基本原则,指导患者掌握各种止痛药物的属性、剂量、给药途径、给药时间以及药物的不良反应,正确进行用药;根据不同止痛方法评价止痛的效果、不良反应,并将情况反馈给医师,对症处理止痛药物不良反应。当出现明显的自主神经功能紊乱,如恶心、呕吐、便秘等时应尽快消除,以免影响疼痛的治疗效果。镇痛药物常有的不良反应有便秘、恶心、呕吐、皮肤瘙痒、排尿困难,过度镇静会导致嗜睡、头晕甚至呼吸抑制等。便秘的患者嘱多饮水、多食含纤维素的食物,服用轻泻药,如番泻叶等,用开塞露塞肛、肥皂水清洁灌肠,口服胃动力药,如多潘立酮等;进食后服用止痛药可减轻或避免出现恶心呕吐,适当应用镇吐药,如甲氧氯普胺等,但注意有些镇吐药可加重止痛药的镇静作用;皮肤瘙痒严重的可注射抗过敏药,如苯海拉明等;发生呼吸抑制主要表现为呼吸频率减慢,可暂时停用镇痛药,推注纳洛酮。止痛方法中的并发症有:神经阻滞止痛导致的局部肿胀、气胸,物理止痛导致的冻伤或烫伤等。

四、精神安慰及心理支持

疼痛与精神心理状态有着密切的关系。有研究发现,紧张、抑郁和焦虑的精神状态以及自杀倾向、绝望等不良心理反应与痛阈和耐受性有显著的正相关,能降低疼痛的耐受性,影响药物的止痛效果。虽然从理论上而言,疼痛可以得到缓解,但事实上大多数疼痛很难得到很好的控制,因为除了使用镇痛药物以外,疼痛的评估,医护人员和患者之间的交流,人的心理、性格、经验、情绪及文化间的差异等都有可能影响疼痛的有效管理。所以在药物综合性治疗的同时,医护人员还应以强烈的同情心与责任感给予患者足够的精神安慰和心理支持。很多时候患者的心理需求是同情,可以根据患者的兴趣爱好,鼓励患者积极参与各种有益的联谊活动和社会公益活动,争取亲人、病友、朋友及社会的精神支持,通过外界良性刺激,激发患者的内在潜能,用积极的心理情感阻断疼痛的恶性循环,使患者的注意力和心境从疼痛或伴有的恶劣情绪中转移到其他良性的刺激上,使精神和身体达到一种松弛状态,以缓解焦虑及疼痛。主要心理干预措施如下。

(一)减轻患者心理压力

帮助患者更新观念,消除"成瘾恐惧症"。使患者转变不良的情绪,提高疼痛阈值。

(二)分散注意力

(1)组织参加活动:组织患者参加感兴趣的活动,能有效地转移其对疼痛的注意力。

(2)选听音乐:运用音乐分散对疼痛的注意力,是有效的方法之一。

(3)有节律的按摩:嘱患者双眼凝视一个定点,引导患者想象物体的大小、形状、颜色等。同时在患者疼痛部位或身体某一部分皮肤上做环形按摩。

（4）深呼吸：指导患者进行有节律的深呼吸，用鼻深吸气，然后慢慢从口将气呼出，反复进行。

（5）松弛疗法：患者通过自我意识，集中注意力，使全身各部分肌肉得到放松，从而达到减弱患者对疼痛的感受力、减轻焦虑情绪、缓解疼痛的目的。

（6）指导想象：治疗性的指导想象是利用一个人对某特定事物的想象而达到特定正向效果，可引起松弛，减轻疼痛。如回忆一次有趣的活动、一次愉快的聚会，产妇可想象即将做母亲的愉快等。

五、促进舒适

通过护理活动促进舒适是减轻或解除疼痛的重要护理措施，帮助患者采取正确的姿势，生活上尽量为他们创造安静舒适的修养环境。良好的采光和通风设备，适宜的室内温度，减轻噪声的干扰和疼痛的刺激，提供舒适整洁的病床单位，保证良好的睡眠，提供充足的营养，以协同药物作用，提高止痛的效果。

六、尽量避免给患者增加外源性的疼痛刺激

在检查、治疗、护理时，动作、语言要到位、温柔，避免粗暴；变动体位时，对疼痛部位要给予支撑，尽量保持患者舒适的体位，减少外源性疼痛刺激。

第六节　护理效果评价

评价疼痛的措施是否有效，对于修订护理计划、促进更好的执行护理措施有重要意义，评价依据有以下几点：①疼痛感觉减轻，身体状况和功能改善，自我感觉舒适，食欲增加。②患者感觉舒适轻松，休息和睡眠质量较好。③疼痛时的保护性动作、面色苍白、出汗等征象减轻或消失。④疼痛患者在接受护理措施后，能重新建立一种行为方式，轻松地参与日常活动，与他人正常交往。⑤给予护理措施后，患者对疼痛的适应能力有所增强。

第十三章

危重患者的抢救技术

第一节　氧气吸入疗法

一、目的

(1)纠正各种原因造成的缺氧状态,提高动脉血氧分压(PaO_2)和动脉血氧饱和度(SaO_2),增加动脉血氧含量(CaO_2)。

(2)促进组织新陈代谢,维持机体生命活动。

二、适应证与禁忌证

(一)适应证

血气分析检查是用氧的指标,当患者 PaO_2 低于 6.7 kPa(50 mmHg)时[正常值 10.7~13.3 kPa(80~100 mmHg),6.7 kPa(50 mmHg)为最低限值],则应给予吸氧,适用疾病为以下几类:

(1)因呼吸系统疾病而影响肺活量,如哮喘、支气管肺炎或气胸等。

(2)心肺功能不全使肺部充血而呼吸困难者,如心力衰竭等。

(3)各种中毒引起的呼吸困难,使氧不能由毛细血管渗入组织而产生缺氧,如巴比妥类药物中毒、一氧化碳中毒等。

(4)昏迷患者,如脑血管意外或颅脑损伤患者。

(5)其他:某些外科手术前后患者,大出血休克患者等。

(二)禁忌证

依赖动脉导管未闭的患儿。

三、准备

(一)用物准备

1.治疗盘内备

有盖方盘(内盛橡胶导管、通气管、玻璃接头、鼻导管或另备一次性鼻导管、无菌纱布数块)、小药杯(内盛冷开水)、弯盘、棉签、胶布、剪刀、别针、扳手。

2.治疗盘外备

氧气筒及氧气表装置1套或氧气管道装置、输氧卡或用氧记录单、笔。

(二)患者准备

了解吸氧的目的、注意事项和配合要点。

(三)护士准备

着装整洁,修剪指甲,洗手,戴口罩。

(四)环境准备

安静、温湿度适宜、舒适、安全、远离火源。

四、操作方法

(一)常用氧疗方法

1.鼻导管给氧法

鼻导管给氧法是临床上常用的方法之一,有单侧鼻导管给氧法和双侧鼻导管给氧法2种。单侧鼻导管给氧法是将一根细氧气鼻导管插入一侧鼻孔,经鼻腔到达鼻咽部,末端连接氧气的供氧方法。鼻导管插入长度为鼻尖至耳垂的2/3(图13-1)。此法氧气全部进入患者体内,没有氧气的浪费,但因插管较深,刺激鼻腔黏膜,患者感觉不适;且导管易被鼻腔分泌物堵塞;再加上固定用的胶布易引起皮肤不适,故现在不常用。双侧鼻导管给氧法是将双侧鼻导管插入鼻孔内约1 cm(图13-2)。

2.鼻塞给氧法

鼻塞给氧法是将鼻塞塞入鼻前庭内给氧的方法。鼻塞是用塑料制成的一种球状物,有单侧(图13-3)和双侧鼻塞,使用时将鼻塞与橡胶管连接,调节好流量,擦净鼻腔,将鼻塞塞入鼻孔内。鼻塞大小以恰能塞住鼻孔为宜。此法刺激性小,患者感觉舒适,适用于长时间用氧的患者。

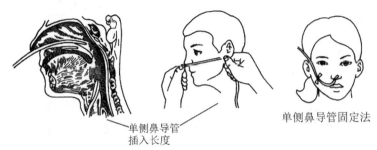

单侧鼻导管
插入长度

单侧鼻导管固定法

图 13-1　单侧鼻导管给氧气

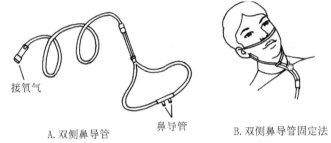

接氧气

A.双侧鼻导管

鼻导管

B.双侧鼻导管固定法

图 13-2　双侧鼻导管给氧气

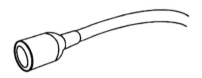

图 13-3　单侧鼻塞

3.面罩给氧法

面罩给氧法是将面罩置于患者的口鼻部把口鼻全部盖住,用松紧带固定,氧气自下端输入,呼出气体从面罩两侧孔排出(图 13-4)。由于口、鼻部都能吸入氧气,效果较好。给氧时所需流量较大,一般为 6~8 L/min。可用于病情较重、氧分压明显下降者。

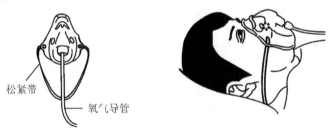

松紧带

氧气导管

图 13-4　面罩给氧法

4.氧气头罩给氧法

适用于婴幼儿。头罩用无毒有机玻璃制成,罩面上有多个露孔,通过开关露孔数目,可调节罩内的氧气浓度。使用时将头罩罩在患儿头部,调节氧流量,此法简便,无刺激性,透明的头罩易于观察病情变化,可以根据病情需要调节罩内氧浓度,长期给氧时不会产生氧中毒(图 13-5)。

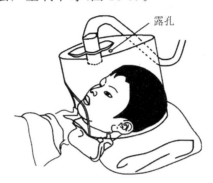

露孔

图 13-5   氧气头罩给氧法

5.氧气枕给氧法

用于危重患者的抢救或转运途中、家庭氧疗等,以氧气枕代替氧气装置。氧气枕是一长方形橡胶枕,枕的一角有一橡胶管,上有调节器可调节氧流量。使用前先将氧气枕内充满氧气(充气时接上湿化瓶),接上鼻导管或鼻塞,调节流量,即可使用。此法缺点是氧气量太少,使用时间较短。

6.氧气帐给氧法

此法一般用于儿科抢救时,如头、颈、面部损伤或皮肤大面积烧伤等。氧气帐大小约为儿科病床的一半,两边开窗镶上透明胶片,下面塞入床垫下。使用时,将患儿头部放在紧闭的帐篷内,氧气经过湿化瓶,由橡胶管通入帐内,氧流量需 10～12 L/min,吸入氧浓度才能达到60％～70％。每次打开帐幕后,应将氧流量加大至 12～14 L/min,持续 3 分钟,以恢复帐内氧浓度。

7.高压氧治疗

高压氧医学是一门新兴的临床学科。高压氧治疗应用于临床各科,治疗过程分为加压、高压下供氧、减压 3 个阶段。加压阶段一般在 10～15 秒内加至预定的压力2～3 kg/cm²;舱内患者通过呼吸面罩间歇吸入高压氧,即吸氧30 分钟后,休息 10 分钟,吸氧时间不超过 90 分钟;进入减压阶段,注意减压表检测,并观察患者的全身情况。

(二)操作步骤

以双侧鼻导管给氧法为例(供氧装置:氧气筒及氧气表装置)。

1.装表

(1)携用物至床旁,核对患者信息;并再次做好解释工作,取得患者配合。

(2)打开总开关,放出少量氧气以冲净气门处灰尘。

(3)接氧气表旋紧并使其直立。

(4)正确连接湿化瓶。

(5)检查氧气表上的小开关是否关闭,开总开关,再打开流量表小开关,检查氧气表连接是否正确。

(6)开小开关备用。

2.给氧

(1)检查并用湿棉签清洁鼻腔。

(2)检查并打开吸氧管,连接吸氧管,开小开关,检查吸氧管是否通畅,并依据病情调节氧流量。

(3)将吸氧管平行塞入患者鼻腔,妥善固定输氧管。

(4)洗手,记录开始吸氧时间及流量,并签名。

(5)向患者详细交代注意事项。

(6)吸氧过程中密切观察患者缺氧症状有无改善。

3.停氧

(1)向患者解释,取得患者配合。

(2)拔出鼻导管,擦净鼻部。

(3)关闭总开关。

(4)打开小开关放出余氧,关小开关。

(5)正确卸下氧气表。

(6)洗手,记录停氧时间并签名。

(7)整理床单位及用物。

五、注意事项

(1)用氧前注意检查氧气装置有无漏气,是否通畅。

(2)严格遵守操作规程,注意用氧安全,切实做好"四防",即防火、防热、防震、防油。氧气筒应放阴凉处,周围严禁烟火及易燃品,至少距离明火 5 m,距暖气 1 m,以防引起燃烧。氧气瓶搬运过程中避免撞击。氧气表及螺旋口勿上油。

（3）常用湿化液有冷开水、蒸馏水。为急性肺水肿患者给氧时，瓶内应改盛20%～30%乙醇，可降低肺泡内泡沫的表面张力，使泡沫破裂，扩大气体和肺泡壁的接触面积，使气体易于弥散，改善通气功能，减轻缺氧症状。

（4）使用氧气时，应先调节流量后应用。停用氧气时，应先拔出导管，再关闭氧气开关。中途改变流量，先分离鼻导管与湿化瓶连接处，调节好流量再接上。以免一旦开关出错，大量氧气进入呼吸道而损伤肺部组织。

（5）用氧过程中，应加强监护。在用氧过程中应根据患者脉搏、血压、精神状态、皮肤颜色及湿度、呼吸方式等有无改善来衡量氧疗效果，同时还应测定血气分析判断疗效，从而选择合适的用氧浓度。

（6）持续鼻导管用氧者，定期更换鼻导管（单侧鼻导管每班更换，两侧鼻孔交替插管；双侧鼻导管、鼻塞每天更换），及时清除鼻腔分泌物，防止鼻导管堵塞。

（7）氧气筒内氧气不可用尽，压力表至少要保留 0.5 MPa（5 kg/cm²），以免灰尘进入筒内，再次充气时引起爆炸。

（8）对未用完或已用尽的氧气筒，应分别悬挂"有氧"或"无氧"的标识，既便于及时调换，也便于急用时搬运，提高抢救速度。

第二节　心　肺　复　苏

一、目的

成人基础生命支持的目的是早期识别心搏骤停并迅速启动紧急医疗服务体系，尽快实施心肺复苏术（CPR）及电除颤，重建的自主循环及呼吸功能，最终实现拯救生命的目的。

二、适应证

心肺复苏的适应证是心搏骤停，即突然意识丧失，同时无正常呼吸或完全无呼吸，并伴有大动脉搏动消失的患者。呼吸、心跳停止的患者被分为 2 类，即目击倒地和意识丧失。

三、禁忌证

心肺复苏无绝对禁忌证，在下列情况下可不实施心肺复苏。

（1）周围环境可能对施救者产生严重或致命的伤害，且被抢救者无法移动。

（2）被抢救者已经出现不可逆死亡的明显临床体征（如尸僵、尸斑、断头、横断损伤、尸体腐烂等）。

（3）被抢救者立有有效的"不进行心肺复苏"的生前预嘱。

四、操作前准备

（1）施救者必须接受过基础生命救护相关培训。

（2）一旦发现患者突然倒地并失去反应，立即启动 EMSS。

（3）如现场有危险因素存在，应迅速将患者转移至安全地带，在保证施救者、患者及其他人员安全的环境下进行心肺复苏。

五、操作步骤

（一）各项动作要领

1. 识别

（1）有反应标准：患者出现任何肢体运动、眼部运动或发出声音（格拉斯哥评分大于 3 分）。

（2）判断意识：双手拍患者的双侧肩部并呼唤患者，看患者是否有反应（图 13-6）。

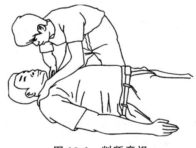

图 13-6　判断意识

2. 判断呼吸

看患者是否有呼吸动作，无正常呼吸（"喘气"）等同于呼吸停止。判断时间不超过 10 秒（图 13-7）。

3. 检查脉搏

此项操作仅限于医务人员。施救者用一手的示指及中指指尖触患者的甲状软骨，并向近抢救者一侧滑动 2 cm 左右，在肌间沟处触及颈动脉（在甲状软骨水平、胸锁乳突肌内侧），感受其搏动（图 13-8）。检查时间不超过 10 秒。

此项检查假阳性率、假阴性率都很高，因此对非医务人员不要求操作。

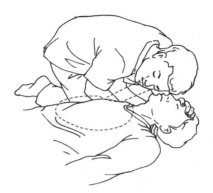

图 13-7 判断呼吸

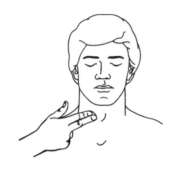

图 13-8 检查脉搏

(二)胸外按压

尽快开始有效的胸外按压是心搏骤停复苏成功的基础。

(1)体位:将患者摆放为平卧位,置于硬板床或地上,撤出头及身下的一切物品(图 13-9)。

(2)按压部位:按压患者的胸骨下半部分(图 13-10)。

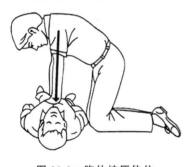

图 13-9 胸外按压体位

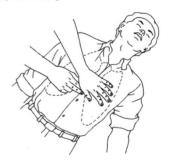

图 13-10 胸外按压部位

(3)按压方法:操作者一手掌根部放于按压处,另一手掌重叠于手背上,两手交叉互扣,指尖抬起,避免接触患者胸壁;双臂伸直,身体前倾,使肩、肘、腕关节的连线与地面垂直,双肩在患者胸骨正上方,用上半身的重量及肩臂肌力量向下用力均匀按压(图 13-11)。

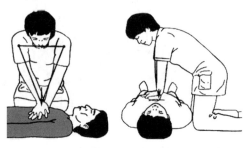

图 13-11　胸外按压方法

(4)按压频率:100～120 次/分。

(5)按压深度:按压深度不小于 5 cm。

(三)开放气道

1.仰头举颏法

急救者位于患者一侧,一手的掌根部置于患者的前额,手掌向后方施加压力,另一手的示指和中指托住患者下颏的骨性部分,举起下颏,使患者下颌尖至耳垂的连线与地面垂直(图 13-12)。

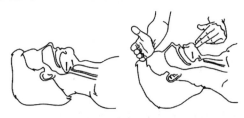

图 13-12　仰头举颏法

2.推举下颌法

怀疑患者颈椎损伤时采用此方法。急救者位于患者头侧,两手拇指置于患者口角旁,其余四指托住患者的下颌部位,保证患者头部和颈部固定,用力将患者的下颌角向上抬起(图 13-13)。

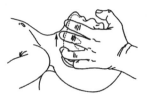

图 13-13　推举下颌法

（四）人工通气

1.口对口人工通气

（1）在开放气道的情况下,急救者用按患者前额手的拇指与示指捏紧患者鼻孔(图 13-14)。

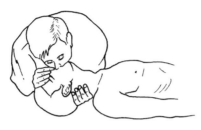

图 13-14　口对口人工通气

（2）急救者自然吸气后,将患者的口完全包被在自己的口中,将气体吹入患者肺内,使患者胸廓抬举。

（3）吹气完毕后,急救者离开患者口部,并松开捏紧患者鼻孔的手指,可见患者胸部向下回弹。继续第二次通气。

（4）每次吹气时间不少于 1 秒。

2.球囊面罩通气

球囊面罩又称"简易呼吸器"或"复苏球",由面罩、氧气导管、球体、单向阀、氧气储气阀和氧气储气囊等部分组成(图 13-15)。

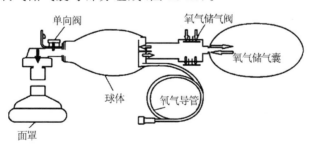

图 13-15　球囊面罩的结构组成

（1）连接球囊相应部件,并将氧气源连好,将氧气流量调至 12～15 L/min。无氧气时,可以直接通空气。

（2）单人操作时,用一只手持球体,另一只手持面罩。

（3）将面罩贴紧扣在患者的口鼻处,尖端朝向患者头部,宽端朝向患者脚侧。

（4）在保持气道开放的条件下,以"E-C 手法"固定面罩,使之不漏气(图 13-16)。

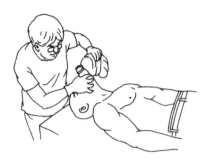

图 13-16　E-C 手法

(5)挤压球体,使气体送入患者肺内。

(6)挤压时间不少于 1 秒,挤压强度以看到患者胸廓有起伏动作为宜。

无论是口对口人工通气还是球囊面罩通气,都不宜送气太快、太强,因为这样可能造成患者气管、口鼻腔内的压力突然升高,超过贲门关闭压而使气体进入胃内。

(五)心肺复苏操作流程

1.胸外按压与通气比例

无论单人复苏还是双人复苏,在没有建立高级气道之前,按压与呼吸之比均为 30∶2。"高级气道"是指能够使全部或大部分气体进入肺内的气道,如喉罩、气管插管等。

2.复苏流程

判断意识→呼救→判断呼吸、大动脉搏动→心脏按压→开放气道→人工通气→心脏按压。判断意识时,患者可能没有意识,也可能有意识,急救者应当对两者的处理都能够掌握。

(六)特殊情况

1.患者有意识

询问患者跌倒的原因,进行基本检查。

2.患者无意识,有呼吸

将患者摆放为昏迷体位,防止误吸,同时呼叫救援,安排转运。

3.患者无意识,无呼吸,有心跳

进行"只人工呼吸"的复苏操作,按照前述人工呼吸的方法,每分钟 8～10 次。

4.除颤

只要除颤器一到达现场,即刻进行心律检查,如果是可除颤心律,应当立即除颤。除颤后立即开始"以心脏按压为起点的新一轮循环的复苏"。"可除颤心律"包括心室颤动和无脉室速。

5.并发症

心肺复苏的并发症包括胸骨、肋骨骨折、气胸、血胸、腹腔脏器破裂等。

六、相关知识

(一)复苏伦理

(1)理论上,心肺复苏只针对"心搏骤停"的患者,但复苏的目的包括抢救患者,同时也包括对家属的心理安慰,因此除断头和出现尸僵、尸斑等明确死亡者,可能都需要进行"复苏"。

(2)患者有明确的"不接受复苏意愿",并有明确依据,可以不进行复苏操作。

(3)在不确定患者的意愿时,要采取"患者利益最大化"原则。

(二)时间是最关键因素

(1)当心搏骤停时,脑内储存的氧只能维持 15 秒,而糖只能维持4～6 分钟,这就是为什么必须在 4～6 分钟开始复苏才能保证患者脑组织存活的原因。

(2)恢复自主循环是关键。即使是完全正规的心脏按压,射血量也只有自主心律的 30%。对于可除颤心律,除颤是恢复自主循环(ROSC)的最有效方法。除颤每延误 1 分钟,患者生存的可能性便下降 7%～10%。

(三)防止复苏后综合征

防止复苏后综合征也是复苏的关键因素,因此根据指南,生存链的环节增加为 5 个。

尽快识别与呼救急救系统,尽快 CPR,尽快除颤,尽快进行有效的高级心血管生命支持、心搏骤停后的综合治疗。

第三节　非同步电除颤

非同步电除颤是利用一定量的电流经胸壁直接通过心脏,使心肌纤维瞬间同时除极,从而消除异位性快速心律失常的方法。

一、目的

使心室颤动（简称室颤）、心室扑动（简称室扑）转为窦性心律。

二、准备

(一)操作者准备

着装整齐。

(二)用物准备

除颤器、医用耦合剂、纱布、弯盘。

(三)患者准备

仰卧于硬板床上，充分暴露前胸。

(四)环境准备

请家属离开，关门。

三、操作程序

(1)准确判断病情。

(2)迅速备齐用物至患者床旁，患者取仰卧位。

(3)开启除颤仪电源开关。

(4)选择非同步模式（开启电源即为非同步模式），调节除颤能量，一般成人单相波除颤用 $200\sim360$ J，双相波除颤用 $100\sim200$ J；儿童除颤初始 $2\sim3$ J/kg，最大不超过 5 J/kg。

(5)电极板上均匀涂耦合剂。

(6)正确放置电极板，负极放在右锁骨中线第二肋间，正极放于左腋前线内侧平第五肋间，两电极板贴紧皮肤。

(7)按下充电按钮充电。

(8)再次观察心电示波为室颤、室扑，确认周围人员与患者无直接或间接接触。

(9)双手同时按下放电按钮放电。

(10)观察除颤效果。

(11)移开电极板，检查胸部皮肤情况，清洁皮肤，整理床单位。

(12)整理用物，核查患者姓名、床号。

(13)洗手，记录。

四、注意事项

(1)除颤前移去患者身上的金属物,确定除颤部位无水及导电材料,清洁并擦干皮肤,禁止使用乙醇、含有苯基的酊剂或止汗剂。

(2)电极板放置的位置要准确,与患者皮肤密切接触,耦合剂涂抹要均匀,防止皮肤灼伤。婴幼儿应使用儿童专用电极板。

(3)电极板放置部位应避开瘢痕、伤口处,如患者带有植入性起搏器,电极板距起搏器部位至少10 cm。

(4)除颤前确定周围人员与患者无直接或间接接触,操作者身体不能与患者接触。

(5)除颤放电后电极板应放在患者身上不动,观察除颤效果,如仍为室颤或室扑,可再次除颤;如出现心室停搏,应立即进行胸外心脏按压。对于细颤型室颤患者应先进行心脏按压、氧疗及药物先处理,使之变为粗颤后,再进行电除颤,以提高除颤成功率。

(6)动作迅速、准确。

(7)使用后将电极板充分清洁,及时充电备用。

第四节　心 电 监 护

心电监护是通过显示屏连续动态观察心电图、血压、血氧饱和度的一种无创监测方法。

一、目的

(1)持续心率、血压、血氧饱和度动态监测,及时发现病情变化,指导临床治疗、护理及抢救工作。

(2)正确、及时识别心律失常。

(3)观察心脏起搏器功能。

二、准备

(一)操作者准备

穿戴整齐,洗手。

(二)用物准备

心电监护仪、电极片、75％乙醇、棉签、医嘱本、笔、纸、垃圾桶。

(三)患者准备

采取舒适的体位,清洁皮肤,必要时剃去局部的毛发。

(四)环境准备

清洁、安静、光线适宜。

三、操作程序

(1)备齐用物,携至患者床旁,仔细查对患者的姓名、住院号,解释安置心电监护的目的,消除患者顾虑,取得合作。

(2)协助患者取舒适的体位,以平卧位或半卧位为宜。

(3)将监护仪放置床旁连接电源,打开电源开关检查备用。

(4)暴露患者胸部,正确定位。右上(RA):胸骨右缘锁骨中线第一肋间;左上(LA):胸骨左缘锁骨中线第一肋间;右下(RL):右锁骨中线剑突水平处;左下(LL):左锁骨中线剑突水平处;胸导(V):胸骨左缘第四肋间。放置电极片处皮肤用75％乙醇涂擦,保证电极片与皮肤接触良好。

(5)二次查对,将电极片连接至监护仪导联线上,按照监护仪标识贴于患者胸部正确位置。

(6)正确安置血压袖带。

(7)正确安置血氧饱和度指套(避免与血压袖带同一肢体)。

(8)选择波形显示较清晰的导联,根据患者病情,设定各项参数报警界限,打开报警系统。

(9)帮助患者取舒适体位,整理床单位,冬天注意保暖。

(10)解释注意事项,处理用物。

(11)洗手,再次查对后签字,并记录心电监护的各项数据。

四、注意事项

(1)严格执行查对制度,做好解释工作,消除患者紧张、恐惧的心理。

(2)嘱患者卧床休息,不要下床活动,更换体位时,妥善保护各连接导线。

(3)放置电极片时,应避开伤口、瘢痕、中心静脉导管、起搏器及电除颤时电极板的放置部位。告知患者不能自行移动或取下电极片,若电极片周围皮肤有瘙痒不适,应及时告知护士;注意定期更换电极片的粘贴位置。

（4）密切观察心电图波形，及时处理干扰和电极片脱落；观察心率、心律变化，如需详细了解心电图变化，需做常规导联心电图。

（5）成人、儿童、新生儿的血压袖带是有差异的，应给患者使用尺寸适当的袖带，袖带宽度为成人上臂周长的40%，婴儿的50%；袖带长度要保证充气部分绕肢体50%～80%，一般长度为宽度的2倍。

（6）血压袖带不宜安置在静脉输液或留置导管的肢体。袖带应安置在患者肘关节上1～2 cm处，松紧程度应以能够插入1指为宜，保证记号 Φ 正好位于肱动脉搏动之上；测量肢体的肱动脉应与心脏（右心房）保持水平并外展45°。

（7）血压测量时患者应避免移动，偏瘫患者应选择健侧上臂测量。

（8）注意更换血氧饱和度传感器的位置，以避免皮肤受损或血液循环受影响。休克、体温过低、低血压或使用血管收缩药物、贫血、偏瘫、指甲过长、周围环境光照太强、电磁干扰及涂抹指甲油等对血氧饱和度监测有影响。

（9）停止心电监护时，先关机，断开电源，再撤除导联线及电极片、血压袖带、氧饱和度指套等；观察贴电极片处皮肤有无皮疹、水疱等现象。

第五节　洗　胃　术

一、适应证

一般在服毒后6小时内洗胃效果最好。但当服毒量大、所服毒物吸收后可经胃排出，即使超过6小时，多数情况下仍需洗胃。对昏迷、惊厥患者洗胃时应注意保护呼吸道，避免发生误吸。

二、禁忌证

（1）腐蚀性毒物中毒。

（2）正在抽搐、大量呕血者。

（3）原有食管胃底静脉曲张或上消化道大出血病史者。

三、洗胃液的选择

对不明原因的中毒应选用清水或生理盐水洗胃，如已知毒物种类，则按医嘱选用特殊洗胃液。

（一）胃黏膜保护剂

对吞服腐蚀性毒物者,可用牛奶、蛋清、米汤、植物油等保护胃肠黏膜。

（二）溶剂

脂溶性毒物（如汽油、煤油等）中毒时,可先口服或胃管内注入液状石蜡150～200 mL,使其溶解而不被吸收,然后进行洗胃。

（三）吸附剂

活性炭是强力吸附剂,能吸附多种毒物。但不能很好吸附乙醇、铁等毒物。因活性炭的效用有时间依赖性,因此应在摄毒60分钟内给予活性炭。活性炭结合是一种饱和过程,需要应用超过毒物的足量活性炭来吸附毒物,应注意按医嘱保证给予所需的量。首次1～2 g/kg,加水200 mL,可口服或经胃管注入,2～4小时重复应用0.5～1.0 g/kg,直至症状改善。

（四）解毒剂

可通过与体内存留的毒物发生中和、氧化、沉淀等化学反应,改变毒物的理化性质,使毒物失去毒性。

（五）中和剂

对吞服强腐蚀性毒物的患者,可服用中和剂中和,如吞服强酸时可用弱碱（如镁乳、氢氧化铝凝胶等）中和,不要用碳酸氢钠,因其遇酸可生成二氧化碳,使胃膨胀,造成穿孔的危险。强碱可用弱酸类物质（如食醋、果汁等）中和。

（六）沉淀剂

有些化合物可与毒物作用,生成溶解度低、毒性小的物质,因而可用作洗胃剂。乳酸钙或葡萄糖酸钙与氟化物或草酸盐作用,可生成氟化钙或草酸钙沉淀;生理盐水与硝酸银作用生成氯化银沉淀;2％～5％硫酸钠可与可溶性钡盐生成不溶性硫酸钡沉淀。

四、洗胃的护理

(1)严格掌握洗胃的适应证、禁忌证。

(2)解释洗胃的目的、必要性和并发症,使患者或家属知情同意并签字。

(3)取头低脚高左侧卧位。

(4)置入胃管的长度:由鼻尖经耳垂至胸骨剑突的距离,一般为50～55 cm。

(5)中毒物质不明时,应选用温开水或生理盐水洗胃,强酸、强碱中毒禁忌洗胃。

（6）水温控制在 35 ℃左右，过热可促进局部血液循环，加快吸收；过冷可加速胃蠕动，从而促进毒物排入肠腔。

（7）严格掌握洗胃原则：先出后入、快进快出、出入基本平衡。应留取首次抽吸物标本做毒物鉴定。每次灌洗量为 300～500 mL，一般总量为 25 000～50 000 mL。需要反复灌洗，直至洗出液澄清、无味为止。

（8）严密观察病情，洗胃过程中防止误吸，有出血、窒息、抽搐应立即停止洗胃，通知医师。

（9）拔胃管时，要先将胃管尾部夹住，以免拔胃管过程中管内液体反流入气管内。

（10）洗胃后整理用物，观察并记录洗胃液的量、颜色及患者的反应，同时记录患者的生命体征。严格清洗和消毒洗胃机。

第十四章

临 终 护 理

第一节 概 述

完整的生命终结过程包括临终和死亡。临终者,特别是在综合性痛苦(图14-1)之中的临终患者及其家属,比任何时候都更需要关怀和照顾。安宁疗护就是为临终前患者提供减轻痛苦的医疗、护理服务,也可称为临终关怀。临终关怀经常发生在医院、专门的临终关怀机构中,但最多发生在社区的家庭里。社区临终关怀护理是以临终患者为中心,以其家庭为单位的整体护理,是通过精神、心理和身体上的护理,让患者能尽快地进入角色,接受现实,稳定情绪,使其在尊严、舒适、平静之中度过人生的最后过程,关怀患者及家属,使其在情感上得到满足,以达到维持或提高身心健康,提高生活质量的目的。

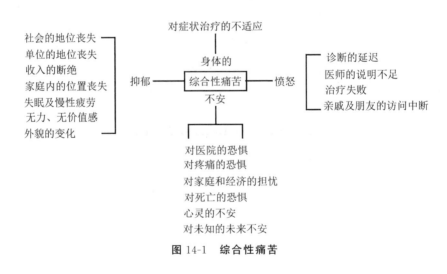

图 14-1 综合性痛苦

一、临终

(一)临终的定义

临终指临近死亡的阶段,临终的患者在接受医疗和护理之后,病情仍继续恶化,尽管意识还清醒,然而各种征象已显示生命即将结束。目前,关于临终的时间范围,各个国家都有不同的界定标准,世界上尚未有统一标准。例如,美国的界定标准定为无治疗意义,存活时间在 60 天以内者;日本以 2～6 个月存活期为临终阶段;英国将预后只有 1 年以内视为临终期。在我国,大部分学者认为,当患者无法治愈,死亡在 2～3 个月内发生时属临终期,此时可实施临终关怀护理。

(二)临终患者的精神心理变化

美国精神病学家库勃乐·罗斯(Kubler Ross,1969)指出临终患者对死亡的心理变化经过5个阶段。

1.否认期

患者获知自己的病情,对死亡深感恐惧和不安,认为这是"不可能的事""他们一定弄错了",拒绝接受死亡的事实,不相信诊断是正确的。继而患者抱着一线希望,尽可能多找几个医师诊治,渴望有新的疗法或奇迹出现。也有的患者怕家人悲伤,表面上装出一副若无其事的样子以掩饰内心极度的痛苦。此期,护士应理解和接受患者的否认表现,并认真倾听,帮助患者面对自己的病情,使患者逐渐增加勇气来面对死亡。

2.愤怒期

是对自己的命运和周围的人表示愤怒的时期。经过短暂的否认而确实了解求生无望时,怨恨、愤怒等情感都表现出来,怨恨世道对自己太不公平,有的患者还认为是家属、医务人员贻误了病情,经常斥责接近他的医护人员和亲属。这些现象是患者的正常的适应性反应,需要护士耐心倾听,让患者尽量倾吐自己的情感,使患者能够被尊重、理解和关怀,并认识到自己还是有价值的,是受人们关怀的人。由于患者暴躁的脾气,家属一时也感到忧郁、悲伤和有负罪感,这时护士应理解家属的这种心情,并予以劝说。

3.协议期

以超人的能力与神协议的时期。认为许愿或做善事能扭转死亡的命运,再延长一些生命,可有时间来完成未竟的事业和家事。因此愿意接受治疗,显得较为平静,并提出一些相应要求。护士应理解面临死亡的患者的这些正常表现,并设法满足患者的要求和缓解患者的症状。

4.抑郁期

对自己的病情感到焦虑、不安和悲伤,觉得与家人的协议未能实现,从而心情忧郁,深感悲哀和痛苦,此时患者关心自己死后家人的情境,想留下遗言,希望见到亲近的家属和朋友。这时护士应给患者提供表达自己情感的机会,尊重患者的遗嘱,并耐心倾听患者诉说,使患者有时间做迎接死亡的准备。

5.接受期

患者平静地接受死亡的来临,身体越来越虚弱,关心的范围变窄,喜欢安静,讨厌吵闹,这是临近感情的空白阶段,患者和家属都特别需要照料和安慰。护理人员守护患者,可使患者在无言中感到自己在被爱护和被关怀。

罗斯指出以上5个阶段并不一定按顺序发展,各阶段之间的界限不是非常明显,他们彼此重叠,有时交错,个体差异性很大。影响临终患者对死亡的态度和反应的因素有年龄、人格、心灵、宗教、社会文化背景、对失落和死亡的经历等个人的特点,以及患者的人际关系特性、疼痛、精神和身体虚弱程度等疾病特点。研究结果显示,由于中国传统文化的影响和中国人含蓄、内向的性格,中国大部分临终患者在否认阶段之前存在着一个回避期,即患者和家属为安慰对方而彼此隐瞒内心感受、回避现实。

二、安宁疗护

(一)安宁疗护的相关定义

1.安宁疗护

安宁疗护即宁养医疗服务,又称为安宁缓和医疗或临终关怀,它是姑息治疗的一部分,主要是为临终患者及其家人提供姑息性和支持性的医护措施。目的是帮助终末期患者了解死亡,并接纳死亡的事实。安宁疗护既不促进也不延缓死亡,而是通过心理、精神上的支持及恰当的对症治疗使患者临终前过一种尽可能主动的生活并有尊严地走完人生的最后旅途;同时也向患者亲属提供一个支持系统,使他们能够正确应对临终前及居丧期面临的各种压力。

2.生命终末期

生命终末期没有固定的时限,英国全科医疗委员会(General Medical Council UK)对生命终末期的定义为那些有可能在 12 个月内死亡的人,即生命终末期,包括那些即将死亡(预计将在几小时或几天)和以下情况:①晚期的、进行性的、无法治愈的情况;②整体比较虚弱,从现况来分析预计可能在 12 个月内死亡;③根据目前的状况,若病情突变将有死亡的风险;④因突发灾难性事件引起的危及生命的状况。

3.临终阶段预生存期时限界定

关于临终阶段预生存期时限界定,目前世界上尚无统一的界定标准。在美国,将临终阶段界定于临终患者已无治疗意义,预期生存期 6 个月以内;在日本,以患者只有 2～6 个月预生存期为临终阶段;在英国,以预后 1 年或不到 1 年为临终阶段。

我国普遍认为,高龄老衰自然死亡预生存期时限为 1 年;慢性疾病的临终患者处于疾病晚期,死亡预生存期临终阶段为半年;晚期恶性肿瘤转移至脑和骨等部位,生命体征和代谢方面紊乱,临终阶段一般为 3 个月;急性猝死或意外伤害所导致死亡,一般不经过临终阶段而直接进入濒死状态,仅在数天或数小时内发生。

4.死亡的分期

除在个别情况下因强大暴力引起的死亡外,一般来说人的死亡是一个渐进的过程,目前医学界通用的死亡过程的 3 个阶段最早是由法学界引入而来,分别是濒死期、临床死亡期、生物学死亡期。

濒死期是临终的一种状态,西方学者 Sorochan 认为濒死是将要到达死亡的生命过程。濒死期时间长短不定,主要特点是脑干以上神经功能丧失或深度抑制,而脑干以下功能犹存,但由于失去了大脑皮层中枢控制,而意识、心跳、血压、呼吸和代谢方面紊乱。此时患者仍存在生命体征,呈现痛苦面容、挣扎、意识不清、血压下降、脉搏和呼吸微弱且不规则等。

临床死亡期是死亡过程的延续。此时中枢神经系统的抑制过程已扩散到皮质下部和脑干,尤其延髓处于深度的抑制状态。表现为心跳和呼吸停止,用于临床检验的各种神经反射消失。但各种组织细胞仍有微弱而短暂的代谢活动。此期一般持续 5～6 分钟,超过这个时间,大脑将发生不可逆的变化。但是在低温条件下,尤其是头部降温、脑耗氧降低时,临床死亡期可延长达 1 小时或更久。对触电、溺水、大出血等致死患者,由于此期重要器官的代谢过程尚未停止,及时采取积极有效的急救措施仍有复苏的可能。

生物学死亡期又称完全死亡或细胞死亡,是死亡过程的最后阶段,此时各组织器官的功能活动不但完全消失,且其细胞的代谢过程也相继停止,并出现不可逆的变化。机体相继出现尸冷、尸斑、尸僵等早期尸体现象及尸体腐败等晚期尸体现象。

5.死亡诊断与脑死亡

《中国卫生管理辞典》对死亡诊断即临床死亡的判断标准,应具备以下条件:①心搏停止,心电图呈直线,无生物电活动;②自主呼吸停止;③血压急剧下降后持续低血压状态直至测不到;④两侧瞳孔散大而固定,对光反射及角膜反射消失;⑤平坦脑电图。以上条件齐备,继续观察30分钟后仍无改变,方可判断临床死亡。

1968年世界第22次医学会上美国哈佛大学医学院特设委员会提出的"脑死亡"诊断标准为:不可逆的深昏迷,对各种内外刺激均无反应、自发呼吸停止、脑干反射消失、脑电波消失。

6.临终患者

临终患者是指各种疾病终末期,脏器功能衰竭,生命活动即将结束的患者。临终患者这一概念由不可缺少的3部分组成,即患有临终疾病、病痛和不适的困扰,有求医的行为,接受治疗或帮助。

患有临终疾病,但不存在求医行为或者不接受帮助的仅为临终者,在中国有相当比例的临终者,尤其是高龄老年临终者承受着病痛的折磨,并未得到专业的照护,其亲属也面临巨大的精神与经济压力,缺少专业人员的心理疏导与支持。老年护理、临终关怀服务仍有待普及,临终关怀事业的发展仍处于起步阶段,有待壮大。

7.尊严与善终

尊严是伦理学范畴之一,指庄重而有威严,独立不可侵犯的可尊可敬的地位和身份,是个人或集体对自身社会价值和道德价值的自我意识。在临终关怀中,追求医患双方尊严的情感和意识,是出自医患双方个人尊严的责任感和自尊心,医患双方既要维持个人尊严,又要维护临终关怀机构的尊严。

临终关怀的目的是达到善终,维护患者的尊严。善终是"患者和亲属没有痛苦,基本符合患者和亲属的意愿,并尽量与临床、文化、伦理的标准一致"。不同的人对善终的看法并不相同,有的人希望了解自己的病情,并能够自己决定临终阶段的生活方式,完成自己的心愿;有的人不愿正视自己的病情,会选择用逃避来自我麻痹。有的人希望在家人的陪伴下,在家中甚至是故乡走过自己人生的最后阶段;有的人则希望在医院接受最好的医疗,尽可能延长生命的长度。但所有人共同希望的是能够让临终患者愿望得到满足,并带着尊严离开。

(二)临终患者的权利

临终患者的权利是指临终患者在接受临终关怀服务中应该享有的权利和必

须保障的利益,国内外关于患者权利问题的讨论由来已久,在卫生事业发展和社会不断进步的今天,它越来越受到重视。关注并尊重临终患者的权利,才能让患者得到最大程度的帮助与宽慰。

在中国,临终患者与普通患者的权利一样,都是在《医疗事故处理条例》《医疗机构管理条例》《执业医师法》《侵权责任法》等相关法律法规中的部分条文加以体现,大体概括为隐私权、知情同意权、平等医疗权、医疗赔偿权等,关于临终患者这一特殊群体,中国的法律法规并未对其予以特别关注。

美国1975年制定了16项临终患者的权利,更加强调了临终患者的个人尊严、自主及知情权,虽然我国国情以及民众价值观与美国存在一定差异,但在对临终患者的权利保护,尤其是对患者的尊严保障,可以提供一些指导借鉴,16项权利具体如下:

(1)直到我死,我有权享受任何生者的权利。

(2)我有对未来抱着希望的权利,纵使希望可能渺茫的。

(3)无论情况发生什么变化,我有权接受那些抱着希望的人的照护。

(4)我有权以自己的方式表达对临近死亡的感受及情绪。

(5)我有权参与决定照顾我的方式。

(6)我有权要求医疗及护理的继续照顾,即使治疗的目标必须从治愈转变为安慰。

(7)我有权要求不要自己一人孤独地离开人间。

(8)我有权要求不受痛苦。

(9)我有权要求自己的提问得到真实的回答。

(10)我有权不受欺骗。

(11)我有权要求我的亲属在接受我死亡的事情上得到帮助,并希望从我的家人处得到帮助。

(12)我有权死的平静而有尊严。

(13)我有权保留自己的个性及决定权,如与别人的决定或信仰不同时不受批评。

(14)我有权与具有共同宗教信仰的人讨论或扩大自己的宗教信仰及精神感受,不论这样的事情对别人意味着什么。

(15)我有权要求死后的遗体能够得到尊重。

(16)我有权要求受到细心、敏锐、有知识的人的照护,因为他能充分了解并尽力满足我的需要,而且能在照顾我死亡的过程中使我也得到满足。

(三)临终关怀服务哲理

临终关怀体现整体观念,强调全面照护,包含着对护理对象的怜悯,使患者舒适地度过有价值的人生最后阶段。临终关怀服务哲理可归纳为:以照护为中心,给予临终患者及其家属最适宜的关心与照护。

(1)提高生命质量:尽可能减轻痛苦和满足需求,使临终患者在平静安宁中度过余生,通过临终关怀体现生的意义和死的价值。

(2)与患者共同面对临终死亡:通过社区护理提供临终关怀,以护理人员的人生观和对死亡的态度影响患者,帮助临终患者将死亡视为人生的一部分。

(3)尊重临终患者的权利:尊重和强调临终的权利,利用一切可利用的资源,满足和支持患者及其家属的要求,使他们自然地迎接死亡。

(4)临终患者的家属也是临终关怀对象,应帮助家属顺利度过居丧期。

(四)临终关怀的类型

临终关怀的类型可分为居家临终关怀型、医院入院型、居住临终关怀机构型和混合型。

1.居家临终关怀型

居家临终关怀型是护士或临终关怀专门人员访问家庭护理患者的形式,是目前世界上最普及的类型。具有节省经费、在熟悉的家庭环境中接受护理的优点,但同时具有增加家庭成员负担的缺点。

2.医院入院型

(1)医院中的散在型临终关怀:是 1975 年始于 St.Luke's Roosevelt 医院。患者可与其他患者同住在内科或肿瘤科,接受医院临终关怀小组的照料。但具有与其他患者在一起生活的难处。

(2)医院临终关怀疗区:具有在医院固定的疗区接受照料的优点,同时又可能被误认为是死亡场所的可能。

3.居住临终关怀机构型

指专门的临终关怀机构,如临终关怀护理院,是为那些很难在医院或家庭接受照料的患者提供服务的机构。采用护士 24 小时常驻,医师定期访问的形式。

4.混合型

是上述任何 2 种类型混合利用的方式,如在医院设临终关怀疗区的同时,提供临终关怀服务等。

(五)临终关怀的发展过程

临终关怀最早出现于 4 世纪,英国虔诚的朝圣者们在艰难而又漫长的旅途中，连病带饿倒在路边教堂的门前，教徒把他们抬进教堂里，为有生存希望的人喂食喂水。到了 1842 年，法国有位女士在里昂盖了一所医院，专收久病不治的人，成为临终关怀护理院的雏形。

1967 年，英国的桑德斯医师在伦敦创建了世界上第一个服务专业化、设备齐全的现代化临终关怀机构——圣克里斯多佛临终关怀医院，体现了临终患者的生活照料和心理治疗相结合的精神。它的创建很快得到了世界上许多国家的认可，并纷纷投入其建设。目前，全世界已有近百个国家和地区建立了临终关怀服务和科研机构，并正规培训志愿者，为临终患者服务。同时，成立了临终关怀学术团体，有多种临终关怀杂志发行，还有大量临终关怀学术专著出版。临终关怀已发展成为一个新的相对独立的学科。

据调查，一些国外的临终关怀已趋制度化。在美国据 1986 年 NHO 的统计，已有 1 400 多个服务项目；在日本据 1990 年统计，已有 34 个临终关怀机构和一个享受医疗保险的缓解疗法中心；韩国也有 41 个各种类型的临终关怀机构和 14 个临终关怀服务者教育机关及 5 个咨询机构。

在我国，1988 年天津医学院临终关怀研究中心成立。前卫生部部长陈敏章在 1992 年的首届东西方临终关怀国际研讨会开幕式上强调，"对临终患者的完善照护，不仅体现对人的尊严维护，而且在一定程度上可以减轻家庭和单位的负担，也是发展社会生产力的一部分内容，是一种有百利无一害的善举"。因此促进我国的临终关怀服务，特别是全面开展社区卫生服务以来，它成了一项重要的社区护理服务内容。临终关怀是社会卫生保健体系的一大重要组成部分。

(六)临终关怀与传统治疗的差异

临终关怀的实质是以提高患者尚存生命的质量为中心，保持患者的尊严。它包括止痛、基础护理、心理护理及改善环境以利舒适，并对患者家属给予关怀。临终关怀的重要内容是控制症状、支持性的治疗与护理，是对人生的临终期提供不同于生命其他时期的特殊服务，是护理学医学、社会学、法律学、伦理学、心理学、宗教及社会各个机构共同研究和服务的实践活动。因此，临终关怀是一项涉及多学科、多手段，并强调社会共同参与的综合性服务，与传统的医疗相比，临终关怀具有特殊的意义。

(1)临终关怀认为死亡是人生的一个过程，护理患者和家属尽可能在平静和安宁中度过，鼓励患者和家属参与治疗和疼痛、症状的管理。

(2)临终关怀强调患者的潜在能力，认为缓解疼痛和其他症状的管理是患者和家属强烈的欲望。

（3）提供个别化的护理,不仅提供症状管理的治疗,根据个人的需要利用镇痛剂调节疼痛。

（4）把患者和家属作为护理对象,患者死亡后继续为其家属提供特别的护理。

（5）由相对固定的人员持续、一贯性地护理一个患者。

（6）有更多的时间为患者服务,给予尊重人格、沟通和支持的时间。

（七）临终关怀活动的标准

关于临终关怀的活动标准,美国临终关怀协会(NHO)和美国议员合同评价委员会(JCAH,1986)制定了如下原则和标准:①临终关怀活动由专业人员来完成;②临终关怀提供持续的护理;③临终关怀提供居家护理;④临终关怀应保管医疗记录文件;⑤临终关怀应有控制机构;⑥临终关怀应管理和维持行政业务;⑦临终关怀应及时了解和掌握资源的利用情况;⑧临终关怀应确立临终关怀质量检查制度。

第二节　病　情　告　知

一、病情告知的相关概念

（一）坏消息

坏消息是临床工作中常见的诊断消息之一,一般认为凡是与当事人根本愿望相反或者当事人不愿意听到的消息都被称为坏消息。告知坏消息是每个医护人员都会经常面临的问题,医护人员向患者及其亲属告知病情是医患沟通中的一个重要环节。坏消息是一种相对的概念,它决定于患者及其亲属的理解能力、接受程度、反应和应对情况,当其对患者身心健康的发展趋势不利时,即患者及其亲属难以接受时,便被认为是坏消息。

（二）沟通

沟通是指信息发送者通过一定的沟通渠道把信息传递给其他人的活动,由信息发送者、信息、沟通渠道和信息接收者所组成,是人际交往的主要形式与方法,通常分为语言沟通和非语言沟通2种形式。语言沟通是借助语言符号进行信息传递交流,如口头沟通、书面沟通。非语言沟通是指借助非语言符号,如表情、姿势、动作、空间距离等实现信息传递。沟通不同于简单的信息传递和信息反馈,它还带有感情色彩,具有激励作用,并可影响人的行为。

(三)医患沟通

广义的医患沟通是指医方(医务人员或卫生管理人员及医疗卫生机构)与患方(患者、亲属及相关社会人群)之间的信息传递,狭义的医患沟通则单纯指医务人员与患者及其亲属之间的信息传递。

医患间的沟通方法也可分为语言沟通和非语言沟通两大类,在诊断过程中,患者的非言语活动(如面部表情、姿势、步态等)往往为疾病的诊断提供线索。医师在同患者交往中的言语和非言语活动可以增进、也可以损害双方的沟通和医患关系,医师是医患沟通的主导方面。因此,要求医师要提高自己的言语能力和会见患者的技巧,努力成为一个优秀的"倾听者"和思想情感的传送者。

(四)危机沟通

危机沟通是面对危机时的沟通方法,是危机处理中最基本的手段和工具,在很大程度上保证了危机管理的有效性,危机沟通可分为危机前沟通、危机中沟通、危机后沟通。

临床工作中,患者的病情严重时,随时可能发生变化,危机已经成为临床工作尤其是急诊、重症病房、临终关怀病房工作的常态。为保障患者及其亲属的知情同意权,法律规定部分抢救措施需要征得患者本人或亲属的同意,可以说危机沟通的效果直接影响到危机情况下患者医疗与护理的结果。

二、病情告知的困难

根据我国相关法律,患者享受知情同意权,诊断性消息的告知是医护人员的义务,诊断性消息包括好消息和坏消息。在当前国内医患关系紧张的社会背景下,医患沟通不足成为医疗纠纷的主要原因之一,医护人员向患者及其亲属告知病情时的方法和态度,往往会对医疗结果产生一定影响。因此,告知坏消息成为一项不易完成的任务,一旦处理不好会导致医患矛盾,甚至升级为医疗纠纷,而坏消息之所以难于告知,主要是医患双方都存在问题。

对于医护人员来说,缺乏告知的基础理论知识和医患沟通技巧,医学生在医学院校接受的传统医学教育一直重知识、理论与技能等硬实力培养,而缺乏对人文关怀、沟通技巧等软实力的提升,在基础理论学习中无论是医学教材还是医学教学过程,都没有深入而广泛地讨论如何将坏消息告知给患者及其亲属。临床治疗中,医疗机构都有疾病诊疗规范、管理制度、护理常规、操作标准等规范化文件指导临床诊疗,但由于医患沟通随机性强、个体差异性大、沟通过程不可控等因素,导致医护人员对患者如何处理因坏消息带来问题的重视胜于对坏消息告知过程的重视,加之有时医务人员不会对患者的痛苦反应进行恰当的回应,或者没有核实患者的理解,导致医患沟通屡屡失败。

对于患者及亲属方面,当得知自己或亲属得了某种严重疾病,无法治愈或者是出现严重并发症,将留有不同程度的后遗症等不好的情况时,典型的反应是震惊和否认,很难接受坏消息。因为每个人承受的心理压力是有限的,坏消息的出现会改变患者的社会地位、人际关系、经济状况等方面,这些改变都是一时难以面对的问题,导致患方情绪化的反应影响了倾听。另外,由于对医学知识的匮乏、患者及亲属的不理解,经常会出现"责备捎信人"的现象,进一步加剧了医患关系的恶化,使坏消息的告知成为医患沟通的障碍。

三、医患沟通的基本原则

(一)信任与负责

相互信任是指医务人员赢得患者的信任,患者才能够与医务人员很好地配合,确保诊疗工作的有序进行;患者也应该充分信任医务人员,配合诊疗,这既是对医学的尊重,也是医疗的需要。相互负责是指医务人员对患者要有高度的责任心,不推脱,积极寻求更好的诊疗方案;患者也要对自己的疾病负责,及时就医,提供真实的信息,强化依从性。

(二)平等与尊重

患者首先是社会人,其次才是需要医疗帮助的人,医患双方在人格上是平等的,要尊重患者的人权。从医学哲学的角度分析,医患双方不是矛盾的双方,而是矛盾的共同方,矛盾的对立方是疾病,医患双方共同的利益是战胜疾病。

(三)同理与换位

面对慢性疾病、非治愈性疾病和老年性疾病,治愈不再是医学的目的,理解患者的痛苦也是另一种形式的救死扶伤。美国 E.L.Trudeau 医师"有时去治愈,常常去帮助,总是去安慰"的墓志铭为医务人员所熟知,一个懂得换位思考、愿意对患者表达关心、给患者时间、表现出同理心的医务人员会让患者更容易接受。不同于掺杂了医务人员的主观情绪的同情心,同理心则强调客观和专业,在专业的医疗诊断和娴熟的技术操作的同时,配合富有同理心的人文关怀,才能够构建更和谐的医患关系。

(四)隐私和保密

在患者的疾病不妨碍他人与社会利益的前提下,医务人员要尊重患者的隐私权,要注意沟通的场合与使用的语言,切忌在公共场合讨论患者的隐私。尽量选择安静的环境,减少外界的干扰。对于严重影响患者疾病诊断、治疗的隐私,医务人员应该让患者明白医务人员关注的仅仅是更好的治疗,而非其他方面的评判,获取患者的充分信任,避免延误治疗。

(五)共同参与

医患双方是合作伙伴关系,应该坚持整体性认知的理念,在医方的主导下,对双方所需的信息进行确认,沟通时最好有一位亲属或照顾者在场。医务人员应该让患方明白,诊断性信息的传达是为了在双方配合与努力下,更好地实施治疗。在告知坏消息的同时,医务人员也要把以后治疗的方向、相关的好处与坏处提供给患方,但要注意把握告知的尺度,避免过于精确地预后预测。

四、如何告知坏消息

(一)WHO临床告知策略

1993年,WHO提出了临床告知策略,为临床医师向患者告知病情提供指导,主要内容如下:

(1)医师应预先有一个计划:未告知病情前的患者往往很紧张,带有不确定感和焦虑,对医师有依赖性。医师应清楚患者的诊断确定程度如何;应告诉患者哪些病情;应分几个阶段告知;每个阶段应告诉哪些情况;有哪些令人鼓舞的好消息;下一步还需作哪些检查;要做什么治疗等,以免告知过程中对患者的询问措手不及,影响患者对医师的信任。

(2)告知病情时应留有余地,让患者有一个逐步接受现实的机会,开始时可用一些含糊的言语如:好像、也许等委婉地告知,然后根据不同患者的反应及需要逐步深入。避免给患者过于肯定的结论,尤其免提预后不良的结论等。

(3)分多次告知:研究表明,一次性将病因、治疗、预后等所有信息告诉患者,往往使者只接受不利的信息而忽略有利的信息,使者感到无望。

(4)在告知病情的同时,尽可能给患者以期望。告知患者病情时,可以为患者提供相关的治疗方法、疾病预后以及相关的流行病学资料。

(5)不欺骗患者:医师可部分告知病情或不告知,但告知的事实是真实的,否则会损害患者对医师的信任,并严重影响此后的治疗。

(6)告知过程中应让患者有充分发泄情绪的机会,及时给患者以支持。

(7)告知病情后,应与患者共同制订未来的生活和治疗计划以及保持密切的进一步的医患接触。

(二)有效沟通的"7C 原则"与告知坏消息

虽然诊断性消息对医务人员来说大多属常规情况,但对患者及其亲属而言有好坏之分,告知坏消息的效果与沟通是否有效直接相关。美国《有效的公共关系》中提出了有效沟通的"7C 原则",基本涵盖了沟通的主要环节,对医患沟通,尤其是坏消息的告知有一定的指导意义,治疗团队可以以此为鉴,针对不同的患者设计不同的告知方案。这七大原则如下:

1.credibility

可信赖性:医患沟通的基础是培养双方的信任。

2.context

情境架构:医患沟通的实施,尤其是坏消息告知前,医务人员需要评估患方的生理、心理、社会、经济等因素。

3.content

内容的可接受性:医疗沟通的内容应该是患方所关注的,满足他们的需要。

4.clarity

表达的明确性:评估信息接收方的接受程度,使用对方能够明白的语言,将诊断性消息传达给患方,避免误解或误导。

5.channels

渠道的多样性:在充分了解患者价值观及其家庭成员与社会关系基础上,选择更适合的沟通渠道。

6.continuity and consistency

持续性与连贯性:沟通是一个没有终点的过程,要达到渗透的目的,必须对信息进行重复,但又须在重复中不断补充新的内容,坏消息告知也是如此,可以根据情况分次逐步渗透给患方。

7.capability of audience

被告知者接受能力的差异性:坏消息的告知必须考虑患方的注意力、理解力、接受能力和行为能力,每位患者、每种疾病都有特异性,在遵循基本原则的基础上,医务人员实施的应该是个性化的坏消息告知方案。

（三）病情告知的步骤

1.告知前的准备

坏消息告知前准备内容有以下几项。①告知给谁：法律规定患者享有知情同意和自主选择权，但目前在国内为避免不必要的纠纷，通常的情况是先告知亲属，治疗团队可以根据对患者认知能力、价值观和社会关系的评估，决定坏消息的告知对象；②谁来告知：根据我国医疗体制，患者的治疗团队中包括主诊医师、主治医师、住院医师、护士，有些教学医院还有部分实习医师，由谁来告知坏消息要根据具体情况而定，通常来说由高级别的医师来告知，会让患方感觉信息更具权威性；③何时告知：理论上，医师与患方应该尽快就病情进行交流，但如果患者被诊断为长期或恶性疾病，应适当延后告知，循序渐进、逐步渗透，以便使患者及其亲属有充分的心理准备和适应过程，如果是传染性疾病，应该尽快告知以免传染给他人或延误治疗，如果患者突发死亡或病情危重，应立即告知亲属；④告知后怎么办：告知坏消息后不是结束，而是开始，医师应该就为可能出现的特殊情况做好准备。

2.告知的环境

尽量选择相对安静舒适、免受外界干扰的空间进行告知，保护患者隐私，并避免无关人员在场。

3.告知开始阶段

主动介绍自己，并有礼貌地称呼被告知者，向被告知者简单介绍此次会谈的目的、内容、所需的时间，用开放式的提问了解其对病情的了解程度、对患者病情的期望以及对进一步医疗信息的需求，并根据其文化程度、理解能力选择合适的语言进行沟通，使其快速了解情况。如果被告知者是患者本人，可以用试探的方式给患者一些暗示，表示情况比想象的还要严重，观察患者的反应以决定下一步告知方案。面对非医学专业的被告知者，避免使用医学术语。

4.学会倾听

告知坏消息的过程由告知者来主导，告知者要具有仁爱之心，沟通过程中要学会耐心、专心地倾听他们的诉求，不要仅专注于告知新的坏消息，不要操之过急、敷衍了事，不要把个人的主观想法和推断强加给被告知者。适时观察被告知者的反应，允许其表达自己的情感，接受患者的否认态度，鼓励其提出关心、焦虑的核心问题，并进行充分的解释。在告知过程中，如果出现亲属之间的争议时，告知者要保持个人的客观立场，尊重家庭中的调适方式，避免陷入家庭纷争。

5.告知坏消息只是开始

坏消息告知后要与被告知者沟通疾病的进展、治疗方法、治疗过程、预后,讨论如何制订一些对未来病情发展和生活有好处的计划,帮助患方建立信心,为下一步安排做好准备。让被告知者知晓治疗团队会与他们一起实施接下来的治疗工作,在条件允许的情况下,对患者进行随访,为患者提供多方面的支持,但切忌给予超出实际的希望,避免欺骗误导。

6.向治疗团队反馈

告知坏消息后,告知者应该向治疗团队进行反馈,告知其他同事告知的效果以及患者目前的情况,这样不同的医务人员面对患者及其亲属谈及有关疾病诊断与治疗相关问题时,能够很好地把握分寸,避免不必要的误导与纠纷。

(四)如何面对隐瞒病情的亲属

在国内临床实际工作中,许多癌症患者亲属认为向患者隐瞒病情更有利于保持患者生活质量和癌症治疗,加之有些人受中国传统孝道观影响,很多亲属也主张向身患重病的老年患者隐瞒病情。但是,我国 2010 年通过的《侵权责任法》将医疗关系中知情同意权的主体界定为患者,虽然该法律同时规定"不宜向患者说明的,应当向患者的近亲属说明,并取得其书面同意",但按照患者的自主权和自我决定权的精神,这里的"不宜向患者说明"的情形应被理解为患者完全或部分失去行为能力时。因此,在患者自身拥有同意能力时,亲属代理其行使知情同意权并不妥当。

很多医务人员在面对主张向患者隐瞒病情的家属时,大多采取默许的态度,虽然避免了不必要的麻烦,但这与最大限度保护患者的人身利益和精神利益的核心理念相悖。医务人员其实可以选择更为积极的处理方式,例如,可以征询患者的意见,是否愿意由亲属代替本人与医务人员讨论病情,或者更愿意本人来了解状况。面对态度强硬、坚持隐瞒病情的亲属,医务人员可与亲属沟通,共同探讨向患者隐瞒病情的缘由,说明隐瞒病情对患者造成的影响,帮其解决可以通过医务人员的努力解决的问题,让亲属明白医务人员的目标是为了提升患者的生活品质,不是把患者当包袱一样甩开。同时,向亲属告知患者本人的意愿。在患者本人积极要求知晓病情,亲属对是否隐瞒犹疑不决时,可以与亲属共同讨论向患者告知坏消息的过程,评估患者希望知道多少,可以接受的程度,由亲属决定是由家中患者最信任的人告知还是由医务人员来告知,告知时要分次慢慢地告知患者,而不是简单粗鲁地告知。另外,医务人员还要指导亲属多给予陪伴、关爱,及时观察患者的反应,发现患者抑郁或有自杀自残倾向时,及时处理、求助。

第三节　临终关怀

一、临终关怀

(一)临终关怀原则

1.症状的控制

以控制症状为主,在使用镇痛剂时,以能够使患者感到舒适为标准,给予规则、足够的剂量,并以个人的抚慰护理为辅。

2.连续性的照料

要使临终关怀达到连续性,社区临终关怀护理必须与医院附属的临终关怀病房或独立的临终关怀机构联网,做到当患者和家属需要时,24小时都可与临终关怀小组取得联系。

3.以患者及其家属为护理的基本单位

让他们参与医疗护理方案的制订,维护和支持他们的权利,如保留个人隐私和生活方式,选择死亡方式等。

4.提供多学科的团队护理

临终关怀团队由医师、护士、社会工作者、心理咨询工作者、药剂师、营养师、宗教人士、患者家属志愿者组成,提供多学科的服务。

(二)临终关怀的理念

1.以治愈为主的治疗转变为以对症为主的照护

临终关怀是针对各种疾病的末期、晚期肿瘤,治疗不再生效及生命即将结束者,不是通过治疗使其免于死亡,而是通过全面的身心照护,提供临终患者适度的姑息性治疗,控制症状,解除痛苦,消除焦虑、恐惧,获得心理、社会支持,使其得到最后安宁。

2.以延长患者的生存时间转变为提高患者的生命质量

现代临终关怀的观念认为,生命的质量比生命的数量更为重要。提高临终患者的生命质量是现代临终关怀服务的根本宗旨。在临终关怀实践中,不提倡一味地采取医学方法延长晚期患者的生命,也不人为地缩短晚期患者的生命,而是提高临终患者的生存价值和生命质量,尽最大可能给临终患者提供一个安适、有意义、有尊严、有希望的生活。让患者在有限的时间里,能有清醒的头脑,在可控制的病痛中,接受关怀,享受生命所赋予的幸福与快乐。

3.尊重临终患者的尊严和权利

临终患者是临近死亡而尚未死亡者,只要他没有进入昏迷状态,就仍有思维、意识、情感,仍有个人的尊严和权利。医务人员应注意维护和保持人的价值和尊严,在临终照护中应允许患者保留原有的生活方式,尽量满足其合理要求,尊重个人隐私,参与医护方案的制订等。

4.注重临终患者家属的心理支持

在对临终患者全面照料的同时,也提供给临终患者家属心理社会支持,从而使他们获得接受死亡的力量,坦然地面对死亡。

5.接纳死亡

生与死是任何人不可抗拒的自然规律,临终和死亡是每一个人必然经历的阶段。中国传统文化中,死亡被视为禁忌,而现代临终关怀观念认为,对临终和死亡应采取接纳的态度,将临终和死亡视为人生命发展必不可少的阶段,是生命发展的必然趋势和结果。接纳死亡是一种辩证唯物主义和历史唯物主义的世界观,现代临终关怀运动所反映和倡导的接纳死亡的观念,代表了人类对自身和外部世界的认识发展到了一个新阶段。

(三)临终关怀的意义

1.临终关怀是社会文明进步的重要标志

人有生必有死,生与死是任何人不可抗拒的自然规律,一个人,生要健康幸福,临终要自然、体面、舒适的概念,正在逐步被人们接受。中国传统文化也强调"老吾老以及人之老",社会养老水平是社会文明的重要标志,而人生最后一段路能够走好正是和谐社会发展水平的重要标志。随着社会的进步和医学科学技术的发展,人类的平均寿命越来越长,2010年全国第六次人口普查数据显示,中国人均预期寿命为74.8岁。临终者的需求也日益提高,因此,重视临终关怀已经成为当前社会和人们的普遍要求。

临终关怀不以延长生命长度为唯一目标,重在减轻临终前的躯体痛苦、心理痛苦,提高生命质量,优化临终状态。临终关怀机构与团队的介入,使患者亲属不会感到过度悲痛和伤心,有效降低悲伤反应,尽快恢复正常的工作与生活,大大减少对社会的隐性损失。同时,对于生者来讲,还接受了生动直观的死亡教育,更加激发了他们热爱生命、珍惜生命的热情,使其充满信心地投入工作生活中去,提高自己的生命价值。可见,临终关怀一方面有利于深化人的优死意识,改变旧的死亡观,解除社会、集体和亲属的心理负担,缓解社会伦理矛盾冲突,促进了社会文明程度的提高,另一方面可以节约有限的医疗资源,解除国家、集体和亲属的经济负担。所以,临终关怀是一个社会的系统工程,是社会保障体系的一部分,符合人类追求高生命质量的要求,是社会文明进步的重要标志。

2.临终关怀可以缓解老龄化背景下的巨大医疗服务需求

2010 年全国第六次人口普查数据显示,60 岁以上人口占 13%,其中 64 岁以上人口占 8%,我们已经处在老龄化社会发展阶段。预测显示,从 2015－2035 年的 20 年时间里,中国老年人口比例将会增加 1 倍,到 2050 年,中国老年人口总量将超过 4 亿。随着家庭规模的缩小,家庭养老功能的弱化,老年人的照护尤其是临终关怀的问题凸显。

另外,恶性肿瘤、慢性病高发,2013 年中国卫生统计年鉴数据显示,目前在我国死亡率排名前几位的疾病分别为恶性肿瘤、心脑血管疾病和呼吸系统疾病,合计占到了居民疾病死因构成的 80%左右。这些疾病多为慢性病进程,随着疾病的进展,如何帮助患者和亲属减轻病痛折磨、缓解精神压力甚至经济负担,成为医务人员不得不面对的问题。

临终关怀能够为临终老年人及亲属提供心理上的关怀与安慰,帮助临终老年人减少和解除躯体上的痛苦,缓解心理上的恐惧,维护尊严,提高生命质量,使逝者平静、安宁、舒适地抵达人生的终点,实现“老能善终”。对于患有恶性肿瘤或慢性病终末期的临终患者,临终关怀能够通过早期识别、积极评估、控制疼痛,治疗躯体、精神和心灵的其他痛苦症状,为患者提供更加系统、全面、专业的指导,预防和缓解痛苦,从而改善患者和亲属的生活质量。

3.临终关怀可以优化医疗资源的配置

原卫生部新闻发言人曾指出一个人一生中在健康方面的投入,大约 80%花在了临死前一个月的治疗上,这一反常现象提示临终救护占据我国医疗支出的最大份额,我国医疗资源的配置有待优化。很多临终患者尤其是晚期肿瘤患者,往往处于两种极端,要么受限于经济条件或病情进展到无法处置,医疗机构为了避免不必要的纠纷,拒绝接收,无法在医疗机构得到基本的照护;要么亲属受中国传统孝道文化影响,或患者本人积极要求,或医疗机构为了利益,患者不惜一切代价地接受治疗,艰难存活,在很多这类病例中“无效治疗”或“过度治疗”非常普遍,造成了医疗资源的极大浪费。

推广临终关怀可以节省医疗开支,减少医疗浪费,使有限的医疗资源充分发挥效用,缓解医疗资源和社会需求之间的落差。同时,临终关怀的开展也能够减少大量的无望救治案例,有助于树立和维护医师的职业信心,减少医患矛盾。另外,临终关怀具有公益性,能够吸纳社会慈善资金,构成社会医疗经费的有效补充,长远看,临终关怀的实施,对于社会医疗资源的优化配置意义深远。

4.临终关怀体现了对生命自主权的尊重

临终关怀的目的在于通过舒适周到的照顾和科学的心理疏导缓解临终患者饱受的身心折磨,满足患者生命最后阶段的精神和尊严需要,同时给予亲属心理生理慰藉和进行必要的死亡教育。从医学角度看临终关怀属于卫生保健服务的特殊形式,为临终患者及亲属提供系统、专业的支持与指导,提高他们的生活质量。从文化的角度看,临终关怀是一种以生死关系为核心的广义的死亡教育内容,是对传统文化观念及传统死亡观念发起的一场改革与挑战。临终关怀打破了以医师为主导的治疗模式,更加强调患者的主观意愿,尊重患者的自主选择权。在我国实施并推广临终关怀的理念,是对延续生命为目标的传统医学理念和中国传统"重生恶死""床前尽孝"等观念的双重挑战。

随着人类社会和人类文明的不断进步,人类自我意识、主体意识开始觉醒并增强,立足人自身、关注人的主体性和主体地位逐渐为社会各界所认同和接受,人们对于优化临终阶段生命质量的呼声也愈发高涨。临终关怀倡导尊重关怀生命,注重生命质量,让每一个弥留之际的患者都能够活得尊严、死得安逸,这正是现代医学人道主义重视人类主体意识的集中体现。

二、临终护理概述

(一)临终护理的概念

临终护理是指护理人员向临终患者及其亲属提供的一种积极的护理措施,包括为患者及其亲属提供生理、心理、社会、心灵等方面的全面照护,其目的在于控制症状、减轻痛苦,而非治愈疗法。临终护理是临终关怀的重要组成部分,是临终关怀护士应掌握的基本理论和技术,核心是"全人""关怀"和"照护"。

(二)临终护理的含义

临终护理伴随着临终关怀产生,并逐步发展,临终护理是一门交叉学科,涉及医学、护理学、心理学、社会学、伦理学、宗教学、民俗学与行为科学等相关学科的理论与实践。临终护理是临终关怀不可缺少的一项服务内容,护士是临终关怀服务团队的核心成员之一,医师的医嘱需要由护理人员执行,患者的生命体征与病情变化需要由护理人员观察评估,临终患者生理上的不适症状需要由护理人员处理,患者及亲属的心理不适与需求也需要由护理人员安抚调适。

(三)临终护理的目标

临终护理的目标包括:①减轻患者躯体和精神症状,以减少痛苦;②采取能让患者表现自己愿望的治疗手段;③在患者还能与人交流时给患者提供充分时间相聚;④将家属的医疗经济负担减少到最低程度;⑤给予患者尽可能好的生命质量;⑥尊重患者的知情同意权,包括医疗费用、病情进展等;⑦给死者亲属提供哀伤支持。

(四)临终护理的工作程序

临终护理的工作程序是以临终关怀学和护理学为理论框架,以改善面临威胁生命的患者及其亲属的生命质量为目标所进行的一系列有目的、有计划的临终护理活动,是一个符合综合的、动态的,具有计划、决策和反馈功能的思维及实践过程,是对临终患者及其亲属进行全面、主动的整体护理,使其达到最佳的照护状态。以护理程序为指导,临终护理的工作程序也可分为 5 个步骤:评估、诊断、计划、实施和评价。

1.临终护理评估

评估是指有组织、有系统地收集资料并对资料的价值进行判断的过程。临床护士根据收集到的资料信息,对临终患者作一个大概的推断,为临终护理工作提供可靠的依据。临终护理评估是护理程序中为临终患者及其亲属解决问题的第一步,在护理程序中最为关键。如果评估不准确,将导致护理诊断的错误、计划没有针对性和预期目标的失败。

临终护理评估资料的来源主要是临终患者及其亲属,另外医护人员、社会工作者、志愿者、临终患者的病历和记录以及医疗与护理有关的资料也可以为护理评估提供可参考的信息。评估资料应该包含患者及其相关人员的主观描述,还包括患者相关的化验、检查、病历记录以及疾病相关的背景信息等客观资料。

临终护理评估一般从以下 7 个方面进行:

(1)一般资料:临终患者姓名、年龄、性别、婚姻状况、籍贯、民族、文化程度、职业、单位、文化程度、宗教信仰、住址等,尤其是与患者文化背景相关的信息,护理人员应予以特别关注。入住独立的临终关怀机构或者专业医疗机构内的临终关怀病床者,护理人员还需要了解临终患者的经济基础、社会关系,并掌握临终患者联系人的姓名及联系方式等。

(2)疾病相关信息:临终患者的疾病进展、既往病历资料、家族史,关键的化验指标、检查结果、病情严重程度等,疾病相关的流行病学资料,临终阶段生存期预估。

(3)生理问题评估:①临终患者的生命体征:体温、脉搏、呼吸、心跳、血压;②神志情况:是否清醒,昏迷程度,反射情况,是否有躁动不安或谵妄;③饮食:营养摄入、食欲、体重、口腔功能情况;④睡眠状态:是否有入睡困难、服用安眠药、抑郁等;⑤排便:是否有大小便失禁、便秘、尿量情况不好、尿潴留等;⑥生活自理能力:行走能力、是否有跌倒风险、生活自理情况;⑦皮肤黏膜情况:皮肤完整性、有无瘀斑、水肿、伤口、造口、压疮风险等,水肿部位、程度等;⑧生活嗜好:有无烟酒嗜好等。

(4)疼痛评估:初步评估临终患者疼痛部位、疼痛强度、疼痛性质、疼痛时间以及疼痛反应、了解疼痛给患者带来的影响、何种方式可以缓解或加重疼痛、疼痛的伴随症状等。临终患者出现疼痛,护理人员必须动态评估疼痛的分级并记录疼痛予以的处理措施,给药的时间、剂量、途径,患者是否出现呼吸抑制或其他不良反应。

(5)心理及心灵评估:评估临终患者对疾病、病痛的态度与反应、精神及情绪状态、对治疗的态度、对亲属的态度、求生欲望与死亡观,评估临终患者、主要照顾者及亲属的宗教信仰、是否需要宗教仪式、患者对生命意义与价值的认知等。

(6)临终关怀相关评估:了解患者及亲属对临终关怀服务及护理的态度,是否了解临终关怀病房性质和功能定位,对病情了解和告知的看法,对濒死期实施有创抢救或无创抢救的态度。评估患者及亲属对临终关怀与护理工作的满意度,了解临终关怀与护理是否帮助他们解决了问题,是否体现了对生命的尊重、满足了他们的需求。在临终患者和亲属配合时,还可以了解他们对临终护理工作的意见与建议。

(7)临终患者亲属评估:评估亲属与临终患者关系、沟通情况与态度,亲属的压力、文化背景、价值观、信仰、习俗以及死亡观等,亲属死亡准备等。

2.临终护理诊断

护理诊断一般认为是患者现存的和潜在的健康问题,这些问题是属于护理职责范围以内的,并能用护理方法来解决的。临终关怀护理诊断是对临终患者临终阶段中生理、心理、精神、心灵、社会文化及发展和临终患者的亲属临终关怀态度、知识和行为以及哀伤反应所出现的临终关怀护理问题的反映及说明,这些护理问题是属于临终关怀的范畴,可以用临终护理的方法解决。

目前关于护理诊断有专门的护理诊断手册,护理人员可以以此为依据,提出明确的护理诊断,但临终护理诊断尚无统一的诊断名称,一般还是借鉴护理诊断的内容。临终护理诊断组成与护理诊断一样,包括诊断名称、定义、诊断标准和相关因素分析。诊断名称是对临终患者生命状况或疾病反映的概括性描述。定义是对名称的一种清晰、正确的表达。诊断标准是做出诊断的标准,这些判断标准是临终患者的一个体征,或是一个症状,或是一群症状及体征,也可能是危险因素,而这些标准是临终患者及亲属表现出来的或者被护理人员观察到的反应。相关因素分析是指对影响临终患者生命质量或引起健康问题的直接因素、存在因素或危险因素进行分析。完整的诊断陈述包括:①问题(P,problem),临终患者的生理、心理、灵性问题;②原因(E,etiology),即找出导致健康问题的原因;③症状及体征(S,symptoms or signs)。

根据诊断的重要性和紧迫性,将威胁最大的问题放在首位,其他依次排列,护理人员可以根据轻重缓急采取行动,做到有条不紊。不同于普通护理诊断根据对生命威胁排序的方式,临终护理诊断排序需要在对临终患者及亲属综合评估的基础上进行排序,根据对患者的文化评估、死亡观的了解,以马斯洛的基本需要层次为指导,有时临终患者的灵性、心理等方面的问题可能优于生理问题。临终护理诊断描述的是临终患者及其亲属的生理、病理、心理、精神和心灵问题,为避免受护理人员个人文化与价值观的影响,往往还需要医师、社工、志愿者等团队人员的协助综合判断,问题的决策应该征求临终患者及其亲属。

3.临终护理计划

计划是对未来事件、工作以及经济发展和社会发展等的预计和筹划,是完成未来工作的目标和行动准则。护理计划是指在护理过程中所制订的措施并付诸实施。制订临终护理计划是临终护理程序的第三步,是以临终护理诊断为依据,拟定相应的临终护理目标,制订临终护理措施,计划的制订体现了临终护理工作的组织性和科学性。

临终护理计划的制订需要根据临终护理诊断排序,按照首优、中优、次优确定解决问题的优先顺序,可以以下原则为指导:

(1)首先解决直接威胁临终患者生命痛苦的问题或者对患者困扰最大的问题。

(2)按照马斯洛需求层次理论,优先解决低层次的需要,再解决高层次需要。

(3)尊重患者的自主选择权和主观感受,在不违反伦理道德和法律的基础上,可以优先解决临终患者及其亲属主观上认为重要的问题。

(4)优先解决现存的问题,但不要忽视潜在的问题。护理人员需要综合临终关怀团队的意见与建议,以理论知识和临床实践经验为指导,综合评估排序。

临终护理计划应以临终患者为中心,制订可测量、可评价、切实可行的目标,计划需以临终护理诊断为依据,满足临终患者及其亲属的需要,将生理、心理、精神和灵性的关怀融为一体,预防和缓解患者的痛苦,维护生命的尊严。

4.临终护理实施

护理实施是在制订护理计划之后把已计划的事项执行的过程。实施临终护理计划时,护理人员或者临终关怀团队是实施者、教育者、组织者和决策者。实施准备可以参考"5W1H"的六何思维程序。

(1)Why(何因,目的):明确护理实施的目的、意义和重要性,激发护理人员的工作积极性。

(2)What(何事,做什么):确定护理计划的内容是否符合临终患者及其亲属的当前需求,内容要有组织性、可行性、科学性。

(3)Where(何地,地点):根据临终患者生理状态,选择临终护理实施的具体地点,是在病房还是在患者家中。

(4)When(何时,时间):根据临终患者生理状态,选择临终护理实施的时间。

(5)Who(何人,人员):虽然临终护理实施的主体是护士,但是临终关怀的开展需要团队协作,护理人员作为团队核心成员之一,承担着执行、组织的角色,根据计划,需要协调团队中的医师、营养师、心理咨询师、社工、志愿者、患者亲属等,各自承担各自负责的角色,共同完成对临终患者的照护工作。

(6)How(何法,如何做):采用哪些措施、护理技术、沟通技巧或手段能够帮助患者解决问题。

通过临终护理实施,将临终护理计划落实到位,可以帮助医护人员更好地了解患者情况,也为以后的临终关怀工作提供资料与经验,护理实施应该有记录,为护理质量评价提供依据,也可以为持续质量改进提供借鉴。

5.临终护理评价

护理评价是对护理目标已经达到的程度和护理工作已取得的效果做出客观的判断,是检查护理程序的重要环节,也是护理质量控制的重要措施。临终护理评价的内容应该包括:①评价临终护理评估收集资料的准确性、系统性、有效性和必要性;②评价临终护理诊断的确切性、必要性以及表达是否清楚,病因是否准确,是否表达出患者的重要问题;③评价临终护理计划中目标的可达程度及其特殊性;④评价临终护理措施的必要性、有效性及个体差异;⑤评价临终护理计划具体实施的情况,收集临终患者、亲属、护理人员以及临终护理团队其他成员的反映,如是否安全、准确、有效。通过临终护理评价可以确认护理人员的判断能力、理论技术水平以及应吸取的经验和教训。

临终护理评价的方法包括:①调查法:通过各类问卷调研获取临终护理实施的效果,通过访谈、座谈的方法,获取患者及其亲属对临终护理计划的满意度,利用统计分析方法,对获取的数据进行描述、比较,评价临终护理工作效果;②观察法:实地观察患者或亲属对临终护理的体验,通过现象学的方法获得数据并进行研究,以此评价临终护理工作的效果。

(五)临终症状护理的原则

1.生命伦理原则

坚持"生命神圣论""生命质量论"与"生命价值论"相统一的生命伦理原则,尊重临终患者的生命,把提高生存质量作为症状控制的基本宗旨。尊重临终患者及其亲属的权利,应该由患者及其亲属共同参与护理决策。

2.生命关怀原则

"关怀"是临终护理的核心,护理人员应该坚持以提高临终患者的舒适为基本任务,尽量避免因实施诊断或治疗措施而增加患者的痛苦。临终护理评估、诊断与实施时,护理人员要重视患者的主诉,并根据临终患者的病情变化动态调整护理计划。

3.症状关怀原则

临终关怀应最大限度地维持临终患者的生命尊严,症状护理应最大限度保证临终患者的舒适,护理计划的制订要体现个体化,尊重患者的知情同意权和自主权,及时将治疗方案、预期后果、医疗费用等告知临终患者及其亲属。

(六)临终患者生理变化与常见的护理措施

1.临终患者生理变化

由于疾病的进展,临终患者的生理功能出现多系统紊乱,表现为:①循环功能减退,如皮肤苍白、湿冷、大量出汗、四肢冰冷发绀、出现斑点、脉搏细数、血压降低或测不出,最后心脏搏动消失;②呼吸功能减退,如呼吸频率由快变慢,呼吸深度由深变浅,出现鼻翼呼吸、潮式呼吸、张口呼吸等,最终呼吸停止;③胃肠道功能紊乱,如恶心、呕吐、食欲缺乏、腹胀、便秘、脱水、口干;④肌张力丧失,如大小便失禁,吞咽困难,无法维持良好舒适的功能位置,肢体软弱无力,不能进行自主活动;⑤感知觉改变,如视觉逐渐减退,最后视力完全消失,需要注意的是,听觉是人体最后消失的一种感觉;⑥疼痛,临终患者出现烦躁不安,血压及心率改变,呼吸改变,瞳孔放大,疼痛面容等;⑦意识改变,依照轻重程度表现为嗜睡、意识模糊、昏睡和昏迷等。

2.护理措施

根据临终患者生理变化,护理人员可对症予以护理,做好临终症状的护理。

(1)促进血液循环,观察患者体温、脉搏、呼吸、血压、皮肤色泽和温度;患者四肢冰冷不适时,应加强保暖,必要时给予热水袋,水温应低于50 ℃;防止烫伤,注意皮肤清洁、干燥。

(2)改善呼吸功能,保持室内空气新鲜,定时通风换气;神志清醒者,采用半坐卧位,扩大胸腔容量,减少回心血量,改善呼吸困难;昏迷者,采用仰卧位,头偏向一侧,或采用侧卧位,防止呼吸道分泌物误入气管引起窒息或肺部并发症,必要时使用吸引器吸出痰液,保持呼吸道通畅;视呼吸困难程度给予吸氧,纠正缺氧状态,改善呼吸功能。

(3)增进食欲,加强营养支持,主动向患者及其家属解释恶心、呕吐的原因,以减少焦虑,取得心理支持;创造良好的进食环境,根据患者的饮食习惯调整饮食,注意食物的色、香、味,少量多餐,以增进食欲,鼓励患者多吃新鲜的水果和蔬菜;根据需要给予流质或半流质饮食,以便于患者吞咽;必要时采用鼻饲法或全肠外营养,保证患者营养供给;加强监测,观察患者电解质指标及营养状况。

(4)大小便失禁者,注意会阴、肛门附近皮肤的清洁、干燥,必要时留置导尿管;大量出汗时,应及时擦洗干净,勤换衣裤;床单位应保持清洁、干燥、平整、无碎屑,避免感染;提供支撑辅具,维持患者功能位,定时翻身,变换体位,避免某一部位长期受压,促进血液循环,对压疮高危人群,应尽量避免采用易产生剪切力的体位促进患者舒适。

(5)减轻感、知觉改变的影响,环境安静、空气新鲜、通风良好、有一定的保暖设施、适当的照明,避免临终患者因视觉模糊而产生害怕、恐惧心理,增加其安全感;做好眼部护理,及时用湿纱布拭去眼部分泌物,如患者眼睑不能闭合,可涂金霉素、红霉素眼膏或覆盖凡士林纱布,以保护角膜,防止角膜干燥发生溃疡或结膜炎;听觉是临终患者最后消失的感觉,因此护理中应避免在患者周围窃窃私语,以免增加患者的焦虑,可采用触摸患者的非语言交流方式,配合柔软温和的语调、清晰的语言交谈,使临终患者感到即使在生命的最后时刻,也并不孤独。

（6）做好疼痛护理，观察疼痛的性质、部位、程度及持续时间，协助患者选择减轻疼痛的最有效方法；若患者选择药物镇痛，可采用 WHO 推荐的三阶梯镇痛法；注意观察用药后的反应，把握好用药的阶段，选择恰当的剂量和给药方式，达到控制疼痛的目的；某些替代疗法或补充疗法也能取得一定的镇痛效果，如松弛术、音乐疗法、催眠意象疗法、外周神经阻滞术、针灸疗法、生物反馈法等；护理人员采用同情、安慰、鼓励方法与患者交谈沟通，稳定患者情绪，并适当引导，使其注意力转移以减轻疼痛。

（7）关注患者病情变化，做好神志意识评估。

（七）尸体护理

尸体护理是对临终患者实施整体护理的最后步骤，也是临终关怀的重要内容之一，内容包括撤除治疗用物，清洁尸体，通知太平间、床单元及病房清洁消毒等。主要目的为使尸体清洁、姿态良好，易于鉴别。尸体护理表达了对死者人格的尊重，是对家属心灵的慰藉，体现了人道主义。实施尸体护理前护理人员要了解患者及其亲属的意愿，是否需要有宗教仪式，如果亲属要求实施尸体护理，可以指导家属完成。在亲属同意的前提下，护理人员可以在病房实施尸体护理。尸体护理的步骤详见前文。

（八）临终护理人员的压力与适应

临终关怀过程中，无论是处于终末期的患者还是参与临终关怀实施的亲属、医护人员以及其他人员，均面对各种压力。护理人员与临终患者相处时间最长，长期面对终末期患者死亡使工作缺乏成就感，加上有些临终患者及其亲属乃至整个社会对临终护理工作的理解不够，导致从事临终护理工作的护理人员面临巨大的压力。另外，临终护理工作强度、工作难度大，尤其是随着从事临终护理工作时间越来越长，感受到角色与自我期望的冲突，很容易失去工作热情，产生疲溃感，导致职业倦怠，从而出现身体、情绪、态度及行为的改变。为避免由于护理人员职业倦怠降低临终护理工作的质量，临终关怀机构的管理者和护理管理者应予以重视，充分发挥临终关怀团队成员的优势，合理调节工作任务、流程与工作负荷，并为团队成员提供必要的心理疏导，引导护理人员正确处理工作压力与负面情绪，为临终患者提供优质的服务。

我国临终关怀教育事业起步较晚，很多从事临终关怀工作的护理人员以前从事的是普通护理工作，很少接受过院校系统的临终关怀教育。未接受过专业教育的护理人员,面对患者死亡,很容易被伤感、悲凉的气氛所感染,导致情绪低落、心情郁闷,甚至恐惧等负面情绪。加强临终关怀职业教育可以弥补院校教育的不足,帮助护理人员认识死亡的实质和客观必然性,树立正确的死亡观。在护理临终患者过程中,一方面需要努力减轻临终患者的病痛,另一方面还可以对临终患者及其亲属做好临终关怀教育工作,帮助他们正确面对死亡,消除对死亡的恐惧心理,保证临终护理工作的质量与可持续性发展。

参 考 文 献

［1］张世叶.临床护理与护理管理［M］.哈尔滨:黑龙江科学技术出版社,2020.

［2］窦超.临床护理规范与护理管理［M］.北京:科学技术文献出版社,2020.

［3］王婷,王美灵,董红岩,等.实用临床护理技术与护理管理［M］.北京:科学技术文献出版社,2020.

［4］方习红,赵春苗,高莹.临床护理实践［M］.长春:吉林科学技术出版社,2019.

［5］赵安芝.新编临床护理理论与实践［M］.北京:中国纺织出版社,2020.

［6］蒙黎.现代临床护理实践［M］.北京:科学技术文献出版社,2018.

［7］王林霞.临床常见病的防治与护理［M］.北京:中国纺织出版社,2020.

［8］沈燕.实用临床护理实践［M］.北京:科学技术文献出版社,2019.

［9］程娟.临床专科护理理论与实践［M］.开封:河南大学出版社,2020.

［10］张文燕,冯英,柳国芳,等.护理临床实践［M］.青岛:中国海洋大学出版社,2019.

［11］彭旭玲.现代临床护理要点［M］.长春:吉林科学技术出版社,2019.

［12］尹玉梅.实用临床常见疾病护理常规［M］.青岛:中国海洋大学出版社,2020.

［13］姜永杰.常见疾病临床护理［M］.长春:吉林科学技术出版社,2019.

［14］管清芬.基础护理与护理实践［M］.长春:吉林科学技术出版社,2020.

［15］孙彩粉,李亚兰.临床护理理论与实践［M］.南昌:江西科学技术出版社,2018.

［16］万霞.现代专科护理及护理实践［M］.开封:河南大学出版社,2020.

［17］刘有林.实用临床护理实践［M］.哈尔滨:黑龙江科学技术出版社,2018.

［18］任潇勤.临床实用护理技术与常见病护理［M］.昆明:云南科技出版社,2020.

［19］吴欣娟.临床护理常规［M］.北京:中国医药科技出版社,2020.

[20] 孙平.实用临床护理实践[M].天津:天津科学技术出版社,2018.

[21] 吕巧英.医学临床护理实践[M].开封:河南大学出版社,2020.

[22] 徐宁.实用临床护理常规[M].长春:吉林科学技术出版社,2019.

[23] 孙丽博.现代临床护理精要[M].北京:中国纺织出版社,2020.

[24] 赵倩.现代临床护理实践[M].北京:科学技术文献出版社,2019.

[25] 池末珍,刘晓敏,王朝.临床护理实践[M].武汉:湖北科学技术出版社,2018.

[26] 张铁晶.现代临床护理常规[M].汕头:汕头大学出版社,2019.

[27] 周英,赵静,孙欣.实用临床护理[M].长春:吉林科学技术出版社,2019.

[28] 邵小平,杨丽娟,叶向红,等.实用急危重症护理技术规范[M].上海:上海科学技术出版社,2020.

[29] 黄俊蕾,赵娜,李丽沙.新编实用临床与护理[M].青岛:中国海洋大学出版社,2019.

[30] 伍海燕,贺大菊,金丹.临床护理技术实践[M].武汉:湖北科学技术出版社,2018.

[31] 许家明.实用临床护理实践[M].北京:中国纺织出版社,2019.

[32] 张俊花.临床护理常规及专科护理技术[M].北京:科学技术文献出版社,2020.

[33] 王绍利.临床护理新进展[M].长春:吉林科学技术出版社,2019.

[34] 刘淑芹.综合临床护理实践[M].北京:科学技术文献出版社,2020.

[35] 明艳.临床护理实践[M].北京:科学技术文献出版社,2019.

[36] 付雪连,刘丽琼,苏银利.国内基础护理操作技能教学的研究进展[J].当代护士(下旬刊),2018,25(8):16-18.

[37] 熊茂婧,毕小琴,樊雁归.信息技术在提高护士规范化培训护理操作技能中的应用[J].当代护士(下旬刊),2021,28(9):1-4.

[38] 张慧影,柴学红,邵春梅,等.行动导向教学模式在临床护理教学中的应用[J].山西卫生健康职业学院学报,2022,32(5):180-182.

[39] 杨云清.探究多元化教学法在新入职护士护理操作技能培训中的应用效果[J].世界最新医学信息文摘,2018,18(49):210+222.

[40] 金笛.基于人文关怀理念下高专护理操作技能的教学研究与实践[J].中国卫生产业,2018,15(03):112-113.